Lisa Mestars

LYMPHDRAINAGE
zum Entschlacken

Lisa Mestars

LYMPHDRAINAGE *zum Entschlacken*

Ödeme und Schwellungen selbst behandeln und das Immunsystem stärken

riva

Bibliografische Information der Deutschen Nationalbibliothek
Die Deutsche Nationalbibliothek verzeichnet diese Publikation in der Deutschen Nationalbibliografie. Detaillierte bibliografische Daten sind im Internet über https://dnb.de abrufbar.

Für Fragen und Anregungen
info@m-vg.de

Wichtige Hinweise
Dieses Buch ist für Lernzwecke gedacht. Es stellt keinen Ersatz für eine individuelle medizinische Beratung dar und sollte auch nicht als solcher benutzt werden. Wenn Sie medizinischen Rat einholen wollen, konsultieren Sie bitte einen qualifizierten Arzt. Der Verlag und die Autorin haften für keine nachteiligen Auswirkungen, die in einem direkten oder indirekten Zusammenhang mit den Informationen stehen, die in diesem Buch enthalten sind.

Ausschließlich zum Zweck der besseren Lesbarkeit wurde auf eine genderspezifische Schreibweise sowie eine Mehrfachbezeichnung verzichtet. Alle personenbezogenen Bezeichnungen sind somit geschlechtsneutral zu verstehen.

Originalausgabe
10. Auflage 2025

Türkenstraße 89
80799 München
Tel.: 089 651285-0

Redaktion: Stephanie Kaiser-Dauer
Umschlaggestaltung: Georg Feigl
Umschlagabbildung: Sarah Grabow, abgelichtet Fotografie
Fotos: alle Bilder von Sarah Grabow, abgelichtet Fotografie, außer S. 10 shutterstock/Maya2008, S. 13 iStock/kowalska-art, S. 29 iStock/FatCamera, S. 77 iStock/Ruletka
Satz: ZeroSoft, Timisoara
Druck: GGP Media GmbH, Pößneck
Printed in Germany

Wir produzieren nachhaltig
www.m-vg.de

ISBN Print 978-3-7423-1033-0
ISBN E-Book (EPUB, Mobi) 978-3-7453-0671-2

Inhalt

Vorwort

Dieses Buch ist für alle gedacht, die sich mit dem Lymphsystem und den Möglichkeiten der Selbsttherapie bei Störungen und Krankheiten oder einfach vorbeugend befassen möchten. Über das Schreiben dieses Buches habe ich dieses zarte und wundervolle System noch intensiver kennen- und lieben gelernt. Der Körper ist einfach ein Wunderwerk und ich möchte Ihnen helfen, dies anzuerkennen und zu verstehen, damit Sie Ihre Gesundheit selbst in die Hand nehmen können!

Ich begann meine Ausbildung zur Physiotherapeutin direkt nach dem Abitur. Dabei merkte ich, wie leicht mir das Lernen fällt, wenn es um ein Thema geht, das mich wirklich fasziniert. Außerdem mochte ich schon von Anfang an die Arbeit am Patienten sehr und liebe es nach wie vor, die Unterschiede im Therapieverlauf zu sehen. Direkt nach meinem Abschluss absolvierte ich die Ausbildung zur Lymphtherapeutin und behandle nun seit knapp zehn Jahren unter anderem Patienten mit Störungen im Lymphsystem, nach Unfällen und mit chronischen Erkrankungen im Bezug zum Lymphsystem.

Mit meiner eigenen Privatpraxis und der Entscheidung, mich auf eigene Beine zu stellen, startete ich 2016 auch meinen ersten Blog, um meine Patienten und andere Interessierte über das Thema Gesundheit zu informieren. Daraus entstand 2017 mein Podcast *Körperkunde*. Über diesen Kanal helfe ich Menschen, Verantwortung für ihre Gesundheit zu übernehmen, und gebe ihnen Informationen und Techniken an die Hand, um sich selbst zu behandeln und zu heilen. Meine Videos bei YouTube helfen jeden Tag Hunderten Menschen. Mit diesem Buch gehe ich noch einen Schritt weiter. Hier lernen Sie nicht nur, wie Sie eine Lymphdrainage selbst durchführen können, sondern auch noch viele weitere Techniken und alltägliche Dinge, die Ihnen helfen, Ihre Gesundheit zu verbessern.

Hinter jedem körperlichen Problem steckt eine Ursache. Für eine Heilung ist es wichtig, diese Ursache zu finden und das System von allen Ebenen aus im Heilungsprozess zu unterstützen. Es geht dabei um körperliche Techniken, Ernährung und die passende Ergänzung, aber auch um die psychische Komponente und darum, alle Teile miteinander zu verbinden.

Dieses Buch ist Bestandteil meiner Vision, allen Menschen ein gesünderes und selbstbestimmteres Leben in einer besseren Welt zu ermöglichen. Um dies zu erreichen, ist es wichtig, dass Sie nicht nur grob die Praxistipps durchblättern und sie ab und an umsetzen. Ich bitte Sie, bewusst alle Kapitel dieses Buches zu lesen, denn mein Anspruch ist es, Ihnen all das Wissen zu liefern, das Sie brauchen, um sich selbst zu behandeln und danach ein gesünderes und glücklicheres Leben zu führen. Dafür vermittle ich Ihnen zunächst einmal einige Grundlagen, damit Sie fachgerecht mit Ihrem Körper umgehen können.

In vielen Bereichen unseres Gesundheitssystems geht es darum, Patienten abhängig zu machen, darum, dass sie regelmäßig Ärzte und Therapeuten besuchen oder ein Leben lang Medikamente und andere Hilfsmittel konsumieren. Ich möchte, dass Sie mit diesem Buch die Kompetenz und das Wissen haben zu entscheiden, was gut für Sie ist und welche Maßnahmen Sie in Zukunft wählen möchten, um gesund zu leben. Sie sind der einzige Mensch auf dieser Welt, der Sie heilen und die Wahl treffen kann, gesund zu sein – auf allen Ebenen.

Vielleicht klingt das jetzt sehr seltsam. Ich bitte Sie dennoch, mir einen kleinen Vertrauensvorschuss zu gewähren und einfach weiterzulesen, alles einmal auszuprobieren und dann zu entscheiden, was Ihnen weiterhilft und guttut und welchen Weg Sie für sich gehen möchten. Alle Techniken und Tipps sind darauf ausgelegt, sie mehrere Wochen zu testen und wirklich konsequent durchzuführen, damit Sie beurteilen können, ob sie Ihnen etwas bringen. Wenn Sie möchten, verpflichten Sie sich dazu, einen oder mehrere Vorschläge aus diesem Buch einige Wochen lang umzusetzen, damit Sie an Ihrem Körper spüren können, welche Veränderungen sich einstellen.

Ich komme noch einmal zurück zu dem Punkt, dass Sie der einzige Mensch sind, der Sie heilen kann. Lassen Sie uns einmal genau hinschauen, was die meisten Lymphpatienten tun. Sie gehen zweimal pro Woche zur Lymphdrainage und tragen mehr oder weniger regelmäßig Kompressionsbestrumpfung, die meist sehr schlecht sitzt. Sie erhalten also in eineinhalb Stunden pro Woche eine Anregung ihres Lymphsystems und in den restlichen 166,5 Stunden wird alles so gemacht wie sonst auch. Gleichzeitig erwarten Therapeuten, Ärzte und Patienten durch diese Art der Therapie ernsthaft eine signifikante Umfangverbesserung. Selbst wenn wir über drei Stunden Lymphdrainage pro Woche sprechen, erkennen Sie vermutlich das Problem.

Der Punkt ist: Lymphdrainage und Kompressionstherapie sind in der Schulmedizin zwar die wichtigsten Säulen, wenn es darum geht, das Lymphsystem in Schwung zu bringen – aber längst nicht die einzigen Möglichkeiten. Es gibt so viele Facetten, die Sie in Ihrem Alltag umsetzen können und die ich Ihnen gern in diesem Buch vorstellen möchte. Sie können die Tipps entweder ergänzend zu Ihrer ohnehin erfolgenden Therapie nutzen oder auch einfach, um sich selbst etwas Gutes zu tun.

In Kapitel 1 dieses Buchs erkläre ich zunächst das Lymphsystem und bringe Ihnen seine Funktion näher. Ich weiß, Sie möchten schnell zu den Techniken springen. Lassen Sie sich aber gesagt sein, dass Sie alle praktischen Anwendungen viel leichter und intuitiver durchführen können, wenn Sie dieses wundervolle System erst einmal richtig verstanden haben. Ich möchte gern Bilder in Ihren Kopf zaubern, die dafür sorgen, dass Ihre Hände hinterher genau wissen, wie sie sich bewegen dürfen, damit Ihre Selbstbehandlung auch ein voller Erfolg wird.

Anschließend stelle ich in Kapitel 2 die verschiedenen klassischen Behandlungsmethoden vor und erkläre, wie Sie sie am besten nutzen können. Sie müssen nur ein paar Kleinigkeiten beachten – und schon sind Sie im Umgang mit Ihrem Arzt und Therapeuten nicht mehr einfach ausgeliefert, sondern können klar artikulieren, was Sie wollen und brauchen.

In Kapitel 3 geht es dann endlich um die praktischen Techniken. Ich zeige Ihnen zuerst die Selbstdrainage und danach noch andere Möglichkeiten, Ihr Lymphsystem zu aktivieren. Hier spielen auch Ernährung, Trinkverhalten und der Darm eine ganz bedeutende Rolle.

Zum Abschluss nehme ich Sie noch mit in die Psychosomatik und auf die Ebene Ihres Geistes und Ihrer Seele, damit Sie einige unterbewusste Mechanismen noch etwas besser greifen können und sich selbst auch wirklich ganzheitlich behandeln.

Ich verspreche Ihnen in diesem Buch NICHT, dass ich Sie heilen werde oder Ihnen ein Geheimrezept verrate, mit dem Sie all Ihre Sorgen in wenigen Tagen loswerden. Dieses Buch ist vielmehr ein Schlüssel; ihn benutzen, Türen öffnen und durchgehen müssen Sie natürlich selbst – es ist Ihr Körper und Ihre Verantwortung. Nutzen Sie diesen Schlüssel, kann dieses Buch Ihr Leben und Ihre Gesundheit grund-legend verändern.

Sind Sie bereit?

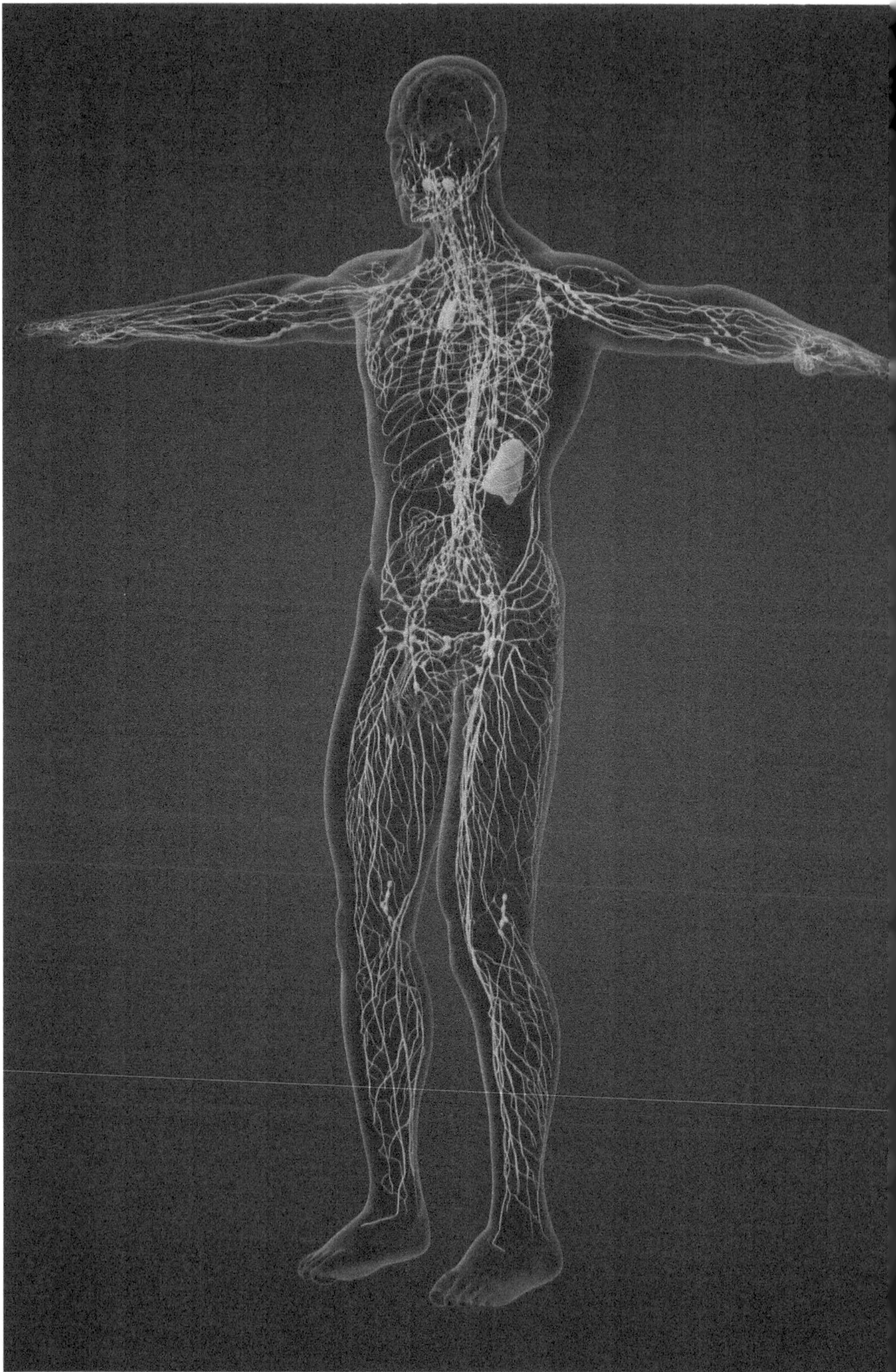

1
Was ist das Lymphsystem?
Grundlagen verständlich erklärt

Schon Hippokrates sprach vor etwa 2500 Jahren darüber, dass es Gefäße gibt, die »weißes Blut« führen. Diese Erkenntnis geriet in Vergessenheit, bis die Lymphgefäße im 17. Jahrhundert wiederentdeckt wurden, und zwar bei der Sektion eines Hundes. 1651 wurde bei einem Menschen das Lymphsystem nachgewiesen und die ersten Strukturen wurden mit den medizinischen Fachbegriffen benannt, die auch heute noch verwendet werden. In dieser Zeit waren sich die Mediziner noch uneins, welche Farbe und Konsistenz die Lymphe hat, erst später konnte man erklären, wie unterschiedlich die Lymphe in den verschiedenen Körperregionen aussieht. Ist sie in der Nähe des Darms und nach dem Essen milchig, weiß und eher dickflüssig, kann sie in den Armen und Beinen wässrig und nahezu durchsichtig sein. Noch länger dauerte es, bis dann auch die Funktion der Lymphe belegt und ein Zusammenhang mit verschiedenen Erkrankungen wie Schwellungen, Immunschwäche und vielen anderen Symptomkomplexen nachgewiesen werden konnte.

Aufbau des Lymphsystems

Zur Versorgung des Gewebes ist ein ständiger Austausch von Flüssigkeiten und der darin gelösten Stoffe notwendig. Zu diesem Zweck bringen Blutkapillaren Sauerstoff, Nährstoffe und frisches Wasser zu den Zellen im Gewebe und transportieren einen Teil davon auch wieder ab. Der »Rest«, der im Gewebe verbleibt, fällt in den Zuständigkeitsbereich des Lymphsystems. Als Transport- und Drainagesystem bringt es die sogenannten lymphpflichtigen Lasten – also das, was nicht von den Blutkapillaren transportiert werden kann – aus dem Gewebe über verschiedene Stationen wieder in den Kreislauf. Wurden diese Flüssigkeit und ihre Bestandteile dann in das Lymphsystem aufgenommen, nennt man sie Lymphe. *Lympha* ist lateinisch und bedeutet »Quellwasser« oder »klares Wasser«. Am Tag entstehen etwa zwei bis drei Liter Lymphe im Körper.

Das Lymphsystem besteht grob aus zwei Teilen: aus den Lymphgefäßen beziehungsweise Lymphbahnen als Transportsystem sowie den zwischengeschalteten Lymphknoten und den sonstigen lymphatischen Organen.

Physiologische (das heißt normale und gesunde) Bestandteile der Lymphe

- Wasser
- Fettmoleküle
- Große Proteinmoleküle
- Stoffwechselprodukte
- Proteingebundene Hormone und Enzyme
- Lebende und tote Zellen, aber auch Zellteile

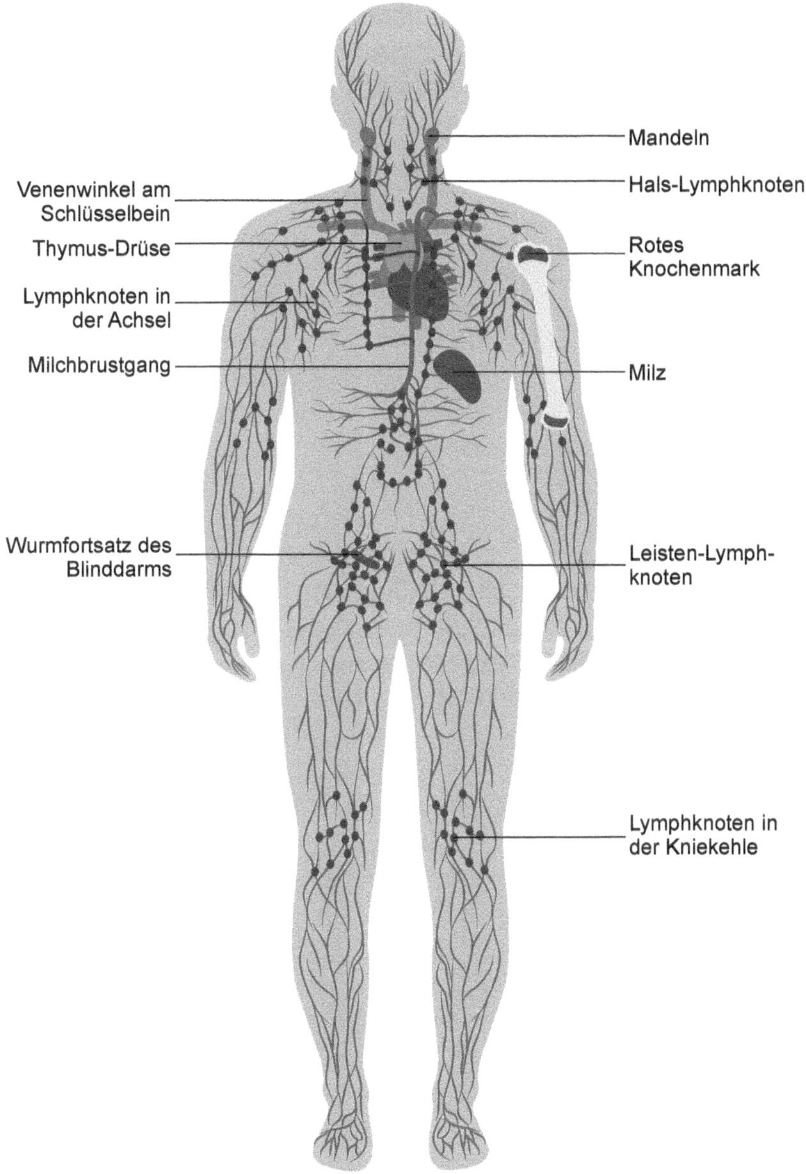

Das Lymphsystem durchzieht den gesamten Körper.

Das Blutsystem ist ein Kreislaufsystem und in sich geschlossen. Das Lymphsystem dagegen ist gebaut wie eine Einbahnstraße. Die mikroskopisch kleinen Lymphkapillaren starten blind im Gewebe und haben die Form eines Handschuhs. Mehrere kleinste Gefäße entspringen aus dem Gewebe und schließen sich zu einem etwas größeren Gefäß zusammen. Die sich überlappenden Wandzellen der Lymphkapillaren sind geschlossen, wenn sich im Gewebe keine oder wenig lymphpflichtige Lasten befinden. Steigt der Flüssigkeitsdruck im Gewebe an, werden die überlappenden Zellen über Verbindungen zu den umgebenen Zellwänden (den sogenannten Ankerfilamenten) auseinandergezogen und die Flüssigkeit aus dem Zwischenzellraum kann eindringen. Gleichzeitig schützen diese Ankerfilamente die feinen Gefäße vor dem Kollabieren und halten sie geöffnet.

Die aufgenommene Flüssigkeit wird dann über Leitungsgefäße weitertransportiert. Letztere sind innen mit einer glatten Zellschicht ausgekleidet, die einen stetigen Fluss der Lymphe ohne Anhaften oder Ablagerungen gewährleistet. In der Mitte befindet sich eine Muskelschicht mit glatter Muskulatur – also Muskulatur, die nicht willentlich angesteuert werden kann und den Transport der Lymphe in die richtige Richtung übernimmt. Die äußere Schicht verbindet die Lymphgefäße mit dem umliegenden Gewebe und ist ebenfalls elastisch und fein. Im Abstand von wenigen Millimetern befinden sich Lymphgefäßklappen, die den Rückstrom der Lymphe verhindern. Die Lymphe aus mehreren Lymphgefäßen schließt sich zusammen und vereinigt sich schließlich in dickeren Lymphstämmen. Für den Transport der Lymphe in den Gefäßen ist außer der Muskelschicht im Gefäß selbst noch der Wechseldruck im Gewebe entscheidend, der durch Bewegungen der Muskulatur und Gelenke, Pulsation der Arterien und Atmung entsteht.

Die meisten Lymphgefäße liegen oberflächlich in der Haut und folgen im Verlauf den großen oberflächlichen Venen. Hier werden ungefähr 80 Prozent der lymphpflichtigen Lasten drainiert, das heißt abgeleitet. Die tiefen Lymphgefäße drainieren Muskeln, Gelenke und

Knochen, sie folgen den Arterien und sind über querlaufende Verbindungen mit den oberflächlichen Lymphgefäßen verbunden.

Der Körper, insbesondere der Rumpf, wird durch Wasserscheiden in verschiedene Abflussgebiete unterteilt. In diesen Gebieten entsorgen alle Lymphgefäße in dieselben Lymphgefäßbündel, also in dieselben zusammenlaufenden großen Gefäße. Über die Wasserscheiden hinaus gibt es nahezu keine Querverbindungen. Deswegen ist es zum Beispiel bei der Behandlung des Bauchs auch wichtig, alle vier Bauchquadranten einzeln zu aktivieren. Bei vielen Menschen kann man diese Wasserscheiden auch deutlich am Körper erkennen. Sie laufen einmal von oben nach unten längs über den Rumpf, sodass man eine verstärkte Schwellung links oder rechts von der Mitte wahrnehmen kann. Es gibt aber auch eine Wasserscheide, die quer auf Höhe des Bauchnabels verläuft, wodurch dann zum Beispiel eine Lymphstauung in den Beinen bis hin zum Bauchnabel sichtbar werden kann, darüber hinaus aber keine Ödeme mehr zu finden sind. Auch quer über den Schlüsselbeinen befindet sich eine Wasserscheide, die den Hals als Abflussgebiet vom Rumpf trennt. Auch hier lässt sich erkennen, wo genau das Stauungsproblem liegt. Ist ein Arm geschwollen, zieht sich die Schwellung deshalb über die Achsel in die Brust, aber selten über die Wasserscheide hinaus in den Halsbereich hinein. Genauso verhält es sich mit einer isolierten Schwellung in Gesicht und Hals, die sich dann nicht über die Schlüsselbeine hinaus in den Rumpf zieht, sondern wie an einer Linie aufhört.

Der größte Lymphstamm des Körpers ist der *Ductus thoracicus* (Milchbrustgang). Er beginnt mittig im Bauch und läuft dann entlang der Wirbelsäule durch das Zwerchfell und den Brustraum zum linken Venenwinkel. Die beiden Venenwinkel befinden sich in der Grube hinter den Schlüsselbeinen, im mittleren Drittel. Dort wird die gesammelte Lymphe aus dem Körper in das Blutsystem übergeben. Beide Beine, der untere Bauch und Rücken, die tiefen Rückenschichten, ein Großteil der Bauchorgane und der Genitalbereich werden über den Milchbrustgang drainiert. Gibt es also im Milchbrustgang eine Störung, sind alle diese Bereiche von Schwellungen durch den Rückstau betroffen, die Arme, der Brustbereich und der Kopf dagegen nicht.

Neben dem Milchbrustgang mit seinen Abflussgebieten münden ebenfalls der linke Arm, die linke Brustkorbhälfte mit ihren Organen und der linke Teil des Kopfes in den linken Venenwinkel. Im rechten Venenwinkel kommen die Lymphstämme des rechten Brustkorbs mit den dort befindlichen Organen, der rechten Kopfhälfte und des rechten Armes an.

Ein wichtiger Teil des Lymphsystems sind die Lymphknoten. Sie befinden sich in Ketten angeordnet an allen wichtigen Sammelpunkten des Lymphsystems. Jeder Mensch hat etwa 600 erbsengroße Lymphknoten, sie sind die Kontrollinstanz des Lymphsystems. Jeder Tropfen Lymphe, der gesammelt wird, läuft durch mindestens einen Lymphknoten, meistens aber durch mehrere, und wird dort sehr genau auf Fremdkörper, Keime und Krebszellen untersucht. Zum Teil werden hier sogar Lymphozyten (Zellen der spezifischen Körperabwehr) gebildet und vor allem ausgebildet, das bedeutet mit Erregern in Kontakt gebracht und auf sie »programmiert«. Diese Lympho-

Lymphatische Organe

- Lymphgefäße
- Lymphknoten
- Milz
- Thymusdrüse
- Gaumen-, Zungen- und Rachenmandeln (lymphatischer Rachenring)
- GALT (von engl. *gut associated lymphoid tissue* = darmassoziiertes lymphatisches Gewebe)
- Wurmfortsatz

zyten patrouillieren dann aus den Lymphknoten durch den Körper und suchen nach zu ihnen passenden Eindringlingen. Sie sind ein sehr wichtiger Teil des Immunsystems. Außerdem wird die Lymphe im Lymphknoten noch eingedickt und ein Teil des aufgenommenen Wassers wird hier schon in das Blutsystem übergeben. Die konzentrierte und kontrollierte Lymphflüssigkeit wird nun erst in die Lymphstämme weitergeleitet.

Für Stoffe, die die Immunabwehr nicht zuordnen kann oder als gefährlich einstuft, übernimmt der Lymphknoten eine Speicherfunktion. Tattoo-Farbe ist zum Beispiel ein Stoff, mit dem der Körper nichts anfangen kann und der auch nicht ins Blut gelangen darf, weswegen die Lymphknoten diese Farbe einlagern, was bei Untersuchungen deutlich dargestellt werden kann. Eine weitere, durchaus unterschätzte Funktion haben die Lymphknoten: Die in ihnen befindliche Flüssigkeit wird als Schockreserve genutzt und zum Beispiel bei großem Blutverlust mobilisiert.

Neben den Lymphknoten gehören noch weitere lymphatische Organe zum Lymphsystem, die unterschiedliche Aufgaben haben, insbesondere in der Immunabwehr und beim Schutz des Körpers. Sie werden uns im folgenden Abschnitt zur Funktion des Lymphsystems nochmals ausführlicher begegnen.

Das Fasziengewebe

An dieser Stelle möchte ich noch die Faszien erwähnen. Sie gehören zwar nicht direkt zum Lymphsystem, sind aber ein wichtiger und zu Recht immer bekannter werdender Teil des Körpers. Im Prinzip ist über die Faszien alles mit allem verbunden und der ganze Körper enthält Fasziengewebe. Jeder Muskel, jedes Gefäß und auch die Organe sind mit Faszien überzogen, befestigt und gebettet. Faszien dienen als Gleitschicht, Befestigung, Stabilisatoren und auch Führung für versorgende Gefäße. Das Lymphsystem ist ebenfalls in Faszien gebettet, läuft durch sie hindurch und wird durch sie beeinflusst. Sind Faszien angespannt, verklebt oder durch Narbengewebe (nach Operationen, Verletzungen oder Verbrennungen) in ihrer Funktion gestört, hat auch das Lymphsystem eine schwierigere Aufgabe. Deswegen sind Bewegung, Mobilisation der Faszien, Massage und Dehnung absolut wichtig und notwendig, um dem filigranen Lymphsystem den Weg frei zu machen, damit es bestmöglich arbeiten kann.

Wer zum Beispiel eine Blinddarmoperation hatte, hat vielleicht in der Nähe der rechten Leiste eine Narbe. Sie ist oberflächlich dank moderner Operationsmethoden ganz klein. In der Tiefe jedoch wurden viele Haut- und Faszienschichten durchtrennt, um zum Wurmfortsatz des Blinddarms zu gelangen und diesen zu entfernen. Im Nachhinein werden diese dann miteinander vernäht und die Wunde geschlossen. Da man normalerweise frisch nach der Operation eine Mobilisation aufgrund der Schmerzen noch nicht duldet, ganz flach atmet und den Rumpf auch nicht viel bewegt, wachsen diese Narben in der Regel nicht funktional zusammen, sondern bilden sogenannte Crosslinks, also ungeordnete Querverbindungen, die dafür sorgen, dass das Gewebe weniger beweglich ist, und die den zarten Lymphgefäßen und Lymphknoten in der Leiste die Arbeit erschweren. Dies kann unter Umständen dazu führen, dass man mehr Wassereinlagerungen im rechten Bein hat als im linken. Bei sehr warmem Wetter kann das gut mit bloßem Auge sichtbar sein. Eine Selbstdrainage-Sitzung abends vor dem Schlafengehen kann helfen, selbstverständlich muss das Narbengewebe immer weiterbehandelt werden, damit die Faszien in der Leiste so beweglich und gleitfähig wie möglich werden.

Funktionen des Lymphsystems

Der Buchtitel verrät es schon: Das Lymphsystem ist viel mehr als ein bloßes Transportsystem für Gewebsflüssigkeit. In den meisten Fällen wird eine Störung im Lymphsystem erst bemerkt, wenn die Transportfunktion nicht richtig funktioniert und Teile des Körpers anschwellen. Störungen in der Entgiftungsfunktion oder eine Immunschwäche bieten hingegen eher selten Anlass dazu, sich das Lymphsystem einmal genauer anzuschauen. Dabei sind diese Aufgaben für unseren Körper viel elementarer und in der ganzheitlichen Betrachtung wichtig.

Transportfunktion

Das Lymphsystem startet im interstitiellen Bindegewebe, also im Bereich zwischen den Zellen. Dieser Bereich des Körpers hat die Aufgabe, die Körperzellen zu ernähren, als Speicher für Zucker, Fett, Eiweiß und Wasser zu fungieren, sich an der spezifischen und unspezifischen Körperabwehr zu beteiligen, zu schützen, zu stützen und einen Gleitraum zu bieten sowie die Wundheilung zu unterstützen.

Alle Stoffe, die sich im interstitiellen Raum befinden und so groß sind, dass sie nicht einfach wieder in die Kapillaren aufgenommen werden können, müssen über das Lymphsystem transportiert werden. Zu den wichtigsten Stoffen zählen Eiweiße, die zum Beispiel aus dem Blut oder dem Darm in den Zwischenzellraum gelangen. Aber auch abgestorbene Körperzellen und externe Eiweiße (durch Impfungen, Pollen, Salben) müssen transportiert werden, ebenso wie Eiweiße, die bei Entzündungen oder Verletzungen im Gewebe entstehen.

Ein Grund, warum die Lymphe aus dem Darmtrakt eine milchig-weiße Farbe hat, sind die aus dem Darm resorbierten (das heißt aufgenommenen) Fette, die ebenfalls nicht direkt aus dem Darm ins Blut gelangen, sondern zuerst durch das Lymphsystem aufgenommen und kontrolliert werden.

Im Normalfall ist die gesamte lymphpflichtige Last im Gewebe kleiner als die Transportkapazität des Lymphsystems. Dann funktioniert das System ohne Schwierigkeiten und arbeitet jeden Tag still für uns und unsere Gesundheit. Ist die Transportkapazität allerdings eingeschränkt oder die lymphpflichtige Last größer geworden, entstehen sichtbare Schwellungen im Gewebe.

Immunfunktion

Das Lymphsystem ist ein wichtiger Bestandteil des Immunsystems. Die Strukturen des Lymphsystems sind entweder Speicher für Abwehrzellen, Ausbildungsstätte oder sie bilden diese Zellen selbst. An allen strategisch günstigen Stellen verhindern Lymphknotenketten das Eindringen von Fremdkörpern in die wichtigen Teile des Körpers. Zum Beispiel verhindern die Mandeln im Rachen das Eindringen von Erregern über Nahrung oder Atemluft. Sie sorgen für einen Husten- oder Würgreflex und alarmieren weitere Immunzellen, falls es zu einer Infektion in diesem Bereich kommt.

Die Lymphozyten – sie heißen schon ähnlich wie das Lymphsystem – gehören zu den weißen Blutkörperchen, also zum körpereigenen Abwehrsystem. Zum größten Teil werden sie im Knochenmark gebildet, zum Teil aber auch im Lymphsystem. Vor allem werden sie hier aber vermehrt, geprägt (auf ganz bestimmte Erreger) und gespeichert. Lymphozyten lernen im Zuge ihrer Ausbildung auch, körpereigene von körperfremden Zellen zu unterscheiden und ganz spezifische Erreger zu erkennen und zu markieren. Die markierten Erreger werden dann von den Makrophagen (große Fresszellen der Körperabwehr) erkannt und vernichtet. Ein anderer Teil der Lymphozyten wandert durch den Körper und überwacht die Membranzusammensetzung der Zellen. Dadurch erkennen sie krankhafte Veränderungen, Tumore oder eingenistete Viren. Auch diese Körperzellen werden von Lymphozyten markiert und schließlich vernichtet.

In den Lymphknoten werden diese spezifischen Abwehrzellen vermehrt und gespeichert. Daher können die Lymphknoten auch stark anschwellen, wenn gerade eine Infektion bekämpft wird. Diese Milz vermehrt Lymphozyten ebenfalls und speichert Thrombozyten (die Blutplättchen für die Blutgerinnung) sowie Makrophagen.

Im Darm befinden sich Lymphfolikel, sogenannte Peyer-Plaques, das sind große Ansammlungen von Lymphozyten. Ungefähr 70 bis 80 Prozent der Immunzellen des gesamten Körpers sind im Darm angesiedelt. Der Rest der Zellen verteilt sich im übrigen Lymphsystem, im Gefäßsystem und im Bindegewebe. Der Darm spielt also eine Schlüsselrolle in der Gesundheit des Menschen und sorgt für die reibungslose Funktion des Immunsystems.

Über den Peyer-Plaques befinden sich Zellen, die Antigene aus dem Darminhalt aufnehmen und sie den Lymphozyten präsentieren. Die Lymphozyten produzieren bei Bedarf die passenden Antikörper und sorgen dafür, dass diese sich im Körper verteilen, mit den Antigenen verbinden und sie somit für die Fresszellen markieren. Dieses fein aufeinander abgestimmte System für den Schutz Ihres Körpers ist in hohem Maße von einer guten Funktion des Lymphsystems und des Darms abhängig.

Ein ganz besonderer Teil des Darms gehört ebenfalls zum Lymphsystem: der Appendix (der Wurmfortsatz des Dickdarms) im rechten Unterbauch, direkt am Übergang zwischen Dünndarm und Dickdarm. Der Wurmfortsatz ist ungefähr einen Zentimeter lang und beherbergt in großer Dichte sehr viele Peyer-Plaques. Er hat also eine große Aufgabe in der Immunabwehr. Besonders dann, wenn der Rest des Darms durch eine Durchfallerkrankung, Antibiotikaeinnahme oder Darmspiegelung geschwächt ist, sorgen die Peyer-Plaques aus dem Wurmfortsatz des Blinddarms für eine erneute Verteilung der Lymphozyten. Im Wurmfortsatz befinden sich außerdem Darmbakterienkulturen, die dort für diese »Notfälle« gespeichert sind, Schutz finden und nach der Erkrankung oder medizinischen Intervention von dort aus wieder neu den Darm besiedeln und die Verdauungsfunktion schnell wieder aufnehmen können.

Entgiftungsfunktion

Eine weitere wichtige Funktion des Lymphsystems ist die Entgiftung des Körpers. Besonders in der westlichen Welt kommt der menschliche Körper täglich mit zahlreichen toxischen Substanzen in Nahrungsmitteln, Kosmetika, Putzmitteln und vielem mehr in Berührung. Eine reibungslose Entgiftung des Körpers über Leber, Nieren, Haut und Lymphsystem ist elementar für die Gesundheit. Giftige oder nicht verwertbare Substanzen werden vom Körper gern im Bindegewebe eingelagert und nehmen schließlich ihren Weg über die Haut (meist mit unreiner oder stark riechender Haut einhergehend) oder über das Lymphsystem. Zum Beispiel werden Bakterien, Bakteriengifte, Chemikalien, Schwermetalle, Viren, Pilze, entartete Zellen, Zellbruchstücke und funktionsuntüchtige Zellen über die Lymphe aus dem Gewebe transportiert.

Funktionen des Lymphsystems im Überblick

- Transport von lymphpflichtigen Stoffen
- Ausbildung von spezifischen Immunzellen
- Verhinderung des Eindringens von Erregern und Fremdkörpern in die »wichtigen« Körperteile (Rumpf und Kopf)
- Reinigung und Entgiftung des Körpers
- Notfallflüssigkeitsreserve bei großem Blutverlust
- Immunfunktion im Darm
- Aufnahme von Fetten aus dem Essen

Natürlich wird die Lymphe noch gereinigt, bevor sie ins Blutsystem geleitet wird. Die Reinigungsstationen dafür sind die Lymphknoten. Hier wird nicht nur gefiltert, sondern auch entgiftet und vernichtet. Alle Stoffe, die von den Abwehrzellen nicht zugeordnet oder zerstört werden können, werden dann in den Lymphknoten eingelagert, damit sie die wichtigen Organe des Körpers nicht belasten. Daher dienen die Lymphknoten auch als Müllendlager, wie zum Beispiel für Tattoo-Farbe.

Die Milz als lymphatisches Organ übernimmt zusätzlich die Reinigung des Blutes. Sie filtert unter anderem alte oder verformte Blutzellen heraus und baut diese ab.

Störungen im Lymphsystem

Störungen im Lymphsystem können sich im gesamten System manifestieren und damit alle Funktionen des Systems stören. Ist das System nur in Teilen, also zum Beispiel nur in einem Bein oder den vier Extremitäten gestört, kann das System in den anderen Körperteilen weiter normal funktionieren. Oft zeigt es sich, dass nur ein Bein stark und das andere schwach geschwollen ist und trotzdem auch andere Bereiche in den lymphatischen Funktionen eingeschränkt oder auffällig sind. Das System funktioniert eben als Ganzes.

Die verschiedenen Störungen im Lymphsystem können unterschiedliche Auswirkungen auf alle oder nur einen Teil der Funktionen des Systems haben. Es kommt dabei darauf an, wo im System sich die Störung befindet und wie schwerwiegend sie ist. Generell unterscheidet man zwischen Störungen »unbekannter« Ursache und Störungen, die eindeutig einem Unfall, einer Operation oder Medikamenten zuzuordnen sind. »Unbekannt« steht deshalb in Anführungszeichen, weil die Ursachen insbesondere von der Schulmedizin noch nicht anerkannt sind und deshalb als idiopathisch – also »ohne fassbare Ursache« – bezeichnet werden. Viele Lebensstilfaktoren, die Ernährung, Belastungen mit Giftstoffen, psychischer Stress und vieles mehr gehört in diese Kategorie: Hier wird zwar eine sichtbare Störung des Lymphsystems beobachtet, die Ursache liegt aber außerhalb der klaren Zuordenbarkeit. Natürlich kann ich nicht alle Ursachen hier aufführen und auch nicht erraten, was Ihre persönlichen Auslöser sind. Gleichwohl bietet Ihnen dieses Buch sehr viele verschiedene Lösungsansätze, die Sie ausprobieren können und die Ihnen – je nachdem, welcher funktioniert – Aufschluss über die Ursache Ihres Problems geben können.

Ödeme (Schwellungen)

Ödeme sind die Zeichen, die am häufigsten als ein Problem des Lymphsystems erkannt werden. Sie sind gut sichtbar, tastbar und dadurch greifbarer als andere Symptome. Außerdem sind sie auch für andere zu sehen, schränken die Funktion des Körperteils ein und schaffen dadurch häufig einen großen Leidensdruck für die Betroffenen. Ein Lymphödem entsteht, wenn der Abfluss der Lymphe gestört oder das System überlastet ist, und tritt meist an den Extremitäten oder im Gesicht auf. Die betroffenen Körperteile sind geschwollen und in der Konsistenz des Unterhautgewebes verändert; meist wird dieses teigig, im späteren Verlauf kann es auch sehr fest werden.

Typisch für ein Lymphödem im Gegensatz zu einem Ödem, das durch eine Herzschwäche entsteht, sind ausgeprägte Hautfalten oberhalb der Zehen, die sich nicht von der Unterhaut abheben lassen (Stemmer-Zeichen). Versucht man es, hat man eine dicke und eher derbe Hautfalte mit Unterhautgewebe zwischen den Fingern und keine kleine Hautfalte, wie es normalerweise der Fall wäre. Außerdem bleiben durch leichten Druck entstandene Dellen noch lange im Gewebe tastbar, was auf einen hohen Eiweißgehalt des Ödems und damit auf ein Lymphödem hindeutet.

Das primäre Lymphödem ist angeboren und zeigt sich meist in der Pubertät. Die Ursache liegt dabei in einer Fehlanlage der Lymphgefäße, die entweder zu eng, zu weit oder in zu geringer Zahl angelegt sind. Meistens sammelt sich die Lymphe, die nicht mehr transportiert werden kann, zuerst in einem Bein und dehnt sich dann in andere Körperbereiche aus. Der Prozess ist meist schleichend und zieht sich über sehr lange Zeit hin, bis das Lymphödem auch als solches erkennbar ist und schließlich diagnostiziert wird.

Das sekundäre Lymphödem ist eine erworbene Schädigung und weitaus häufiger. Meist zeigt es sich nach Verletzungen, Operationen, Bestrahlung oder Tumoren, bei denen es zu einer Gewebszerstörung und damit zu einer Beeinträchtigung des Lymphflusses kommt. Die Flüssigkeit staut sich in die umliegenden, zentrumsferneren Bereiche. Zum Beispiel kommt es nach einer OP nach Brustkrebs mit Entfernung der Lymphknoten in vielen Fällen zu einer Stauung, die sich zuerst im Oberarm zeigt und sich im Verlauf dann über den Arm und auch in die Hand ausweiten kann. Darüber hinaus können auch andauernde Entzündungen im Körpergewebe dafür sorgen, dass die Transportkapazität der Lymphgefäße nicht mehr ausreichend ist und sich Ödeme bilden. Ebenso können oxidativer Stress (das heißt ein zu hoher Anteil an freien Radikalen im Körper beispielsweise durch UV-Exposition oder Ozon-Belastung) und dauerhafte Schmerzen die Kontraktionsfähigkeit der Lymphgefäße einschränken und damit für Ödeme sorgen.

In allen Fällen ist eine Therapie sinnvoll und sorgt für große Erleichterung des Systems mit all seinen Funktionen. Mit Therapie meine ich eine Behandlung auf allen Ebenen, also nicht nur durch Lymphdrainage (selbst oder durch einen Therapeuten) und Kompression, sondern so, dass alle Bereiche – Körper, Geist und Seele – in ihren verschiedenen Facetten angesprochen werden und somit eine tatsächliche Veränderung einsetzen kann. In Kapitel 3 gehe ich näher darauf ein.

An dieser Stelle möchte ich den Hinweis geben, dass Diuretika (oft als »Wassertabletten« bezeichnet) zur Behandlung von Lymphödemen auf keinen Fall geeignet sind. Diese Medikamente sorgen zwar dafür, dass über die Niere Wasser ausgeschieden wird. Die Inhaltsstoffe der Lymphe verbleiben aber im Gewebe, was dann dafür sorgt, dass mehr Flüssigkeit nachgezogen wird und sich das Problem auf Dauer noch verstärkt.

Schwellung der Lymphknoten

Ist ein Lymphknoten angeschwollen und vielleicht auch schmerzhaft tastbar, kommt dies dadurch zustande, dass das Immunsystem vermehrt Abwehrzellen bildet. Der Lymphknoten ist also in einer erhöhten Aktivität und dies spürt man auch von außen.

Der Ort der geschwollenen Lymphknoten gibt dir einen Hinweis auf den Ort des Krankheitsgeschehens. Bei einer Mandelentzündung zum Beispiel sind die Hals-Lymphknoten geschwollen, ebenso bei Zahnerkrankungen oder Entzündungen der oberen Atemwege. Liegt der Ort einer Entzündung oder Erkrankung in den Beinen oder im Unterleib, dann sind die Leisten-Lymphknoten besonders aktiv und können anschwellen.

Die Ursachen für die Lymphknotenschwellungen sind vielfältig, sie können virusbedingt (wie bei den klassischen Kinderkrankheiten Masern oder Röteln) sein, aber auch bei bakteriellen Infekten auftreten. Ebenso können Autoimmunkrankheiten oder Tumorerkrankungen Lymphknotenschwellungen verursachen. Es sollten also immer alle Symptome betrachtet werden, um die Ursache für eine Schwellung der Lymphknoten zu finden. Sind Sie unsicher und Ihr Lymphknoten ist schon über zwei Zentimeter angeschwollen oder sehr verhärtet, ziehen Sie bitte Ihren Arzt zu Rate und gehen Sie der Ursache auf den Grund.

Immunschwäche

Sind die Funktion des Lymphsystems und der Lymphfluss eingeschränkt, ist auch die Immunfunktion des Körpers beeinträchtigt. Besonders deutlich wird dies in Bereichen, wo sich die Lymphe sichtbar zu Ödemen staut und selbst kleine Wunden ein erhebliches Infektionsproblem auslösen können. Aber auch eine leichte Einschränkung des Lymphsystems, die sich nicht unbedingt in sichtbaren Ödemen zeigt, kann das Immunsystem abschwächen. So haben Bakterien, Pilze und Viren leichteres Spiel und können sich besser ausbreiten. Aber auch andere chronische Erkrankungen oder ein Krebsleiden können leichter bestehen bleiben und haben eine geringere Heilungschance, wenn das Lymphsystem ins Stocken gerät. Deswegen lohnt es sich sehr, das Lymphsystem zu pflegen und es bei der Arbeit zu unterstützen.

Entzündungen

Entzündungen kommen im Lymphsystem eigentlich nur dann vor, wenn das System in diesem Körperbereich sowieso schon geschwächt und damit auch die Abwehrfunktion beeinträchtigt ist. Im Volksmund gern als »Blutvergiftung« bezeichnet, obwohl es tatsächlich etwas ganz anderes ist, kommt eine Lymphangitis, also eine Entzündung eines Lymphgefäßes, im Zusammenhang mit Verletzungen oder Insektenstichen vor. Dabei zieht sich ein roter Strang (das entzündete oberflächliche Lymphgefäß) vom Entzündungsherd Richtung Rumpf, also zum Beispiel von der Hand über Unter- und Oberarm über die Schulter bis zum Körperstamm. Die entzündete Lymphbahn ist mit ihrer Umgebung gerötet, schmerzhaft und geschwollen. Fieber kann durchaus mit auftreten.

Eine zweite Entzündungsform ist ebenfalls ein Fall für den Arzt: Das Erysipel oder auch Wundrose zeigt sich häufig bei Menschen mit Lymphödemen, die durch eine kleine Hautverletzung oder einen Stich

Bakterien in die betroffene Extremität unter die Haut bekommen. Durch den Lymphstau und die herabgesetzte Immunfunktion breiten sich die Erreger unter der Haut aus. Es entstehen große flächenhafte Rötungen, die schmerzen. Gleichzeitig entsteht ein allgemeines Krankheitsgefühl mit meist hohem Fieber. Aus diesem Grund sollten Menschen mit chronischen Lymphödemen insbesondere darauf achten, die Hautbarriere der betroffenen Körperteile gut zu pflegen und vor Verletzungen, Verbrennungen oder Stichen jeder Art zu schützen.

Verdauungsstörungen

Das Lymphsystem ist in zwei Formen an der Verdauung beteiligt. Zum einen beginnen feine Lymphgefäße von außen an den Darmwänden und nehmen Nahrungsbestandteile, die zu groß für die direkte Aufnahme ins Blut sind, wie zum Beispiel Nahrungsfette, auf und bereiten sie so vor, dass sie im Venenwinkel an das Blutsystem übergeben und zu den weiterverarbeitenden Organen transportiert werden können. Zum anderen sorgen die Peyer-Plaques im Darm auch dafür, dass es der Darmschleimhaut selbst gut geht, denn nur wenn diese gut funktioniert, kann sie mit den Bakterien gemeinsam die Nahrung aufspalten und aufnehmen. Eine entzündete Darmschleimhaut dagegen nimmt viel weniger Nahrungsbestandteile auf, was langfristig zu einer Unterversorgung des Körpers mit Nährstoffen führen kann, oder sie lässt durch die entzündungsbedingt entstandenen Lücken zwischen den Zellen (»Leaky Gut«) viel zu große Nahrungsbestandteile in den Blutkreislauf gelangen, auf die das Immunsystem dann eine allergische Reaktion zeigt. Auf diesem Wege können auch im Laufe des Lebens noch Nahrungsmittelunverträglichkeiten auftreten.

Das Lymphsystem hat für die Verdauungsfunktion eine wichtige Bedeutung. Gleichzeitig kann man sein Lymphsystem über eine gesunde Ernährung auch bei der Heilung unterstützen. Deswegen finden Sie in Kapitel 3 auch Tipps für Darmgesundheit und Ernährung.

Störungen in der Entgiftung

Kann das Lymphsystem seine Entgiftungsfunktion nur noch eingeschränkt oder gar nicht mehr ausführen, gelangt nur teilweise gereinigte Lymphe ins Blut und belastet so andere Entgiftungsorgane oder vergiftet schleichend den gesamten Körper. Je nachdem, welche Bereiche des Körpers als Erstes reagieren oder schon vorher geschwächt waren, können nun unterschiedliche Symptome auftreten. Chronische Kopfschmerzen, unerklärliche Müdigkeit, Konzentrationsstörungen, Gelenkschmerzen, Menstruationsschmerzen, Brustspannen, Stimmungsschwankungen, Verdauungsbeschwerden, Hautausschläge und vieles mehr können dadurch entstehen.

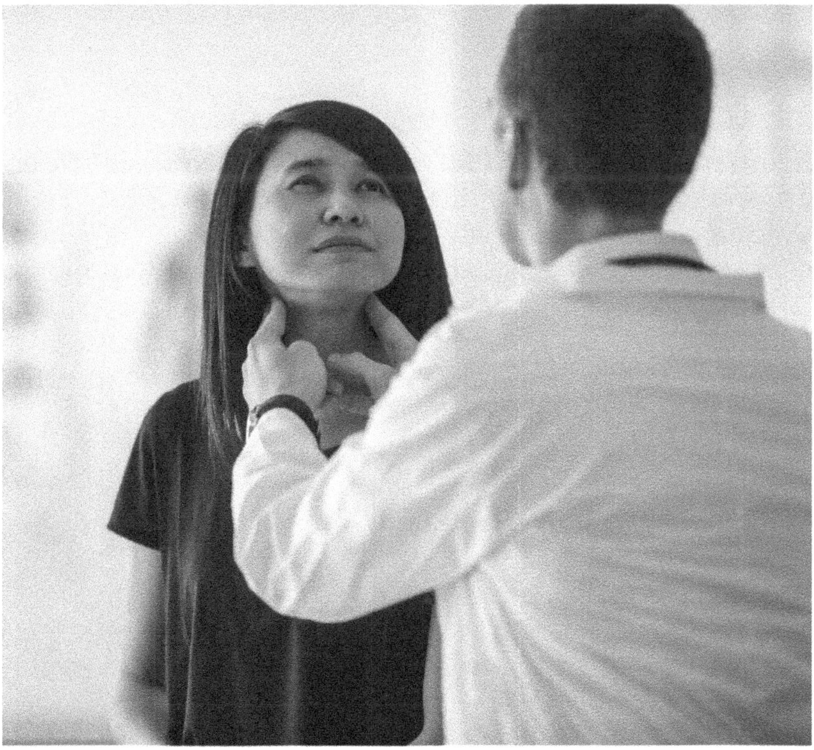

Bei Schwellungen der Lymphknoten sollten Sie einen Arzt aufsuchen.

Symptome, mit denen Sie zum Arzt oder Heilpraktiker gehen sollten

- Unklare Schwellungen der Lymphknoten
- Großflächige Entzündungen oder Entzündung eines Lymphstrangs
- Fieber
- Zur Diagnose eines Lymphödems und zur Abklärung spezifischer Ursachen
- Hautveränderungen, Ausschläge, Punkte oder Pickel, die Sie sich nicht erklären können
- Plötzliche Schmerzen in der gestauten Extremität
- Generell bei reduziertem Allgemeinzustand, unklarer Gewichts Zu- oder Abnahme, Nachtschweiß

Je stärker die Giftbelastung des einzelnen Menschen, desto schwerwiegender sind die Auswirkungen eines geschwächten Lymphsystems für die anderen Entgiftungsorgane und das gesamte System. Gifte können aus verschiedensten Quellen stammen. Ganz gleich ob sie von Medikamenten, Kosmetika, Impfstoffen, Putzmitteln, Pestizidrückständen, der Luft oder Tattoos kommen, sie belasten das Lymphsystem und können die Gesundheit des ganzen Körpers beeinträchtigen.

Veränderungen in der Haut- und Gewebekonsistenz

Über 90 Prozent aller Frauen haben irgendeine Form der Cellulite. Ursache dafür ist eine Kombination aus Übergewicht, schlechter Ernährung, Bewegungsmangel und Lymphstau. Die Dellenbildung entsteht dann, wenn Bindegewebsfasern die Haut in die Tiefe ziehen und Fettzellen die Haut an den Stellen, an denen weniger Fasern sind, nach oben drücken. Innen bilden sich dann kleine Täschchen voller Fett, die der Körper besonders gut nutzen kann, um dort Giftstoffe und Schlacken einzulagern, wenn sie nicht reibungslos vom Lymphsystem aus dem Gewebe transportiert werden können. Wird die Zufuhr ungesunder Stoffe reduziert und gleichzeitig das Lymphsystem entlastet und unterstützt, kann dies Cellulite verbessern und das Gewebe wieder straff erscheinen lassen.

Ein schönes, ebenmäßiges Hautbild hängt also auf verschiedenen Ebenen mit dem Lymphsystem zusammen und kann durch eine konsequente Selbsttherapie deutlich verbessert werden. Dafür ist die Selbstdrainage ein wichtiger Bestandteil, aber auch Bewegungsübungen und die richtige Ernährung dürfen nicht fehlen.

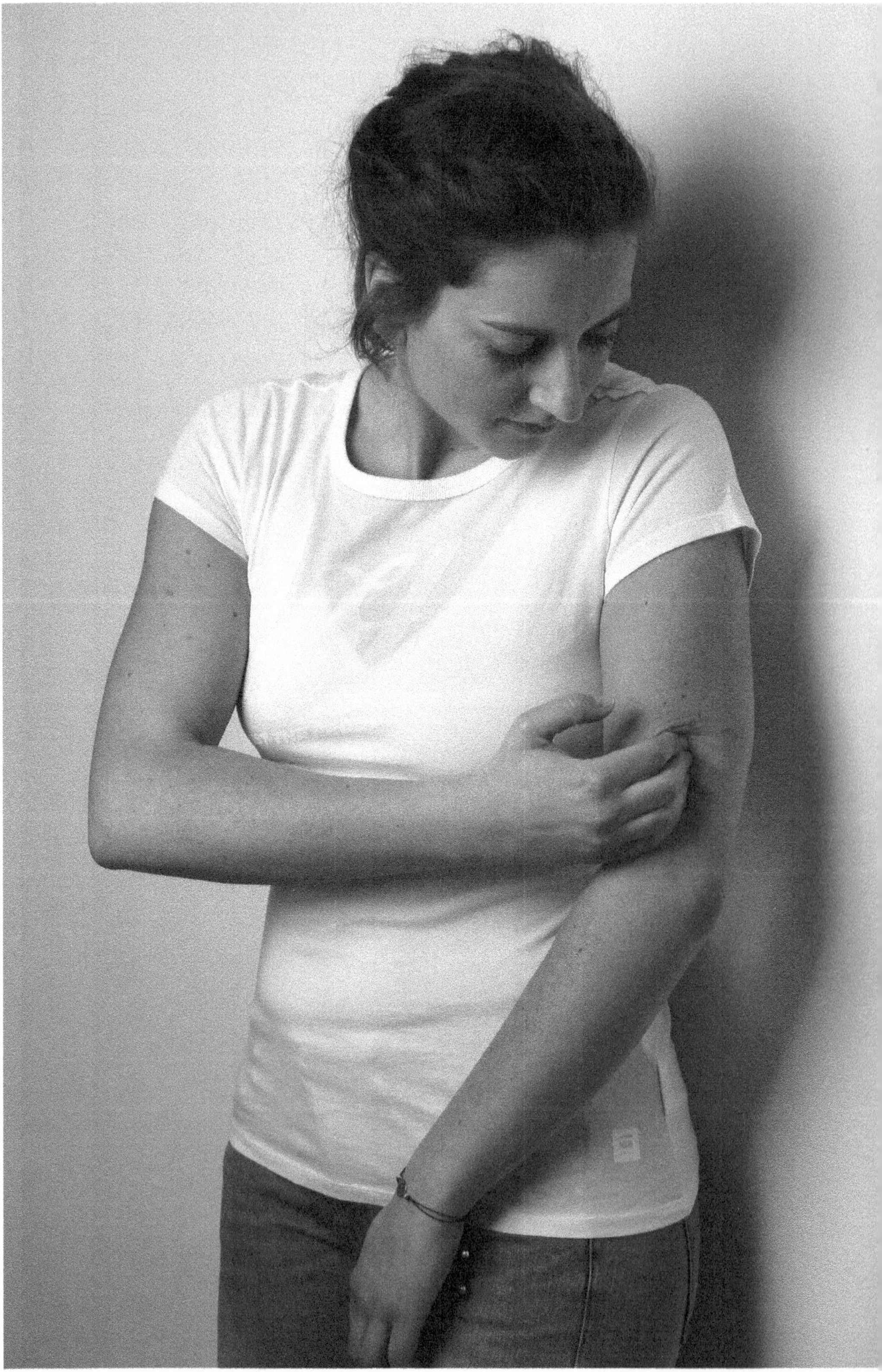

2

Was sind die klassischen Behandlungsmethoden?

Standardtherapien im Überblick

Nun wird es konkreter und ich möchte Ihnen unterschiedliche typische Behandlungsmethoden vorstellen, die in unserem Medizinsystem angewendet werden. Auf dieser Grundlage können Sie dann entscheiden, welche Methoden für Sie sinnvoll sein könnten und was Sie ausprobieren möchten, um Ihr Lymphsystem zu unterstützen.

Lymphdrainage durch den Therapeuten

Sollten Sie ein Lymphödem oder ein Lipödem haben, haben Sie bestimmt schon einmal eine Verordnung über Lymphdrainage von Ihrem Haus- oder Facharzt erhalten. Für diese Verordnungen gibt es vom Verband der gesetzlichen Krankenkassen vorgegebene Richtlinien, die sogenannten Heilmittelrichtlinien, an die sich Ärzte und behandelnde Therapeuten halten sollen, damit die Krankenkasse die Kosten für diese Behandlungen übernimmt.

Voraussetzungen für die Kostenübernahme durch die Krankenkassen

In den Heilmittelrichtlinien werden drei Indikationsschlüssel für die Lymphdrainage unterschieden (neuester Stand 30. Mai 2017), die jeweils den Schweregraden des Lymphödems zugeordnet sind.

- *Ly1* ist für Lymphödeme, die sich spontan bei Hochlagerung zurückbilden und die laut Richtlinie somit einen kurzfristigen Behandlungsbedarf haben. Hier darf der Arzt maximal zwei Rezepte mit jeweils sechs Behandlungen ausstellen.
- Im Indikationsschlüssel *Ly2* sind alle weiteren Lymphödeme zusammengefasst, die nicht akut mit bösartigen Erkrankungen einhergehen. Hier sehen die Richtlinien einen längerfristigen Behandlungsbedarf, sodass der Arzt maximal fünf Rezepte mit je sechs Behandlungen ausstellen darf. Danach muss ein behandlungsfreier Zeitraum von zwölf Wochen erfolgen (Datum der letzten Behandlung bis zum Ausstellungsdatum des neuen Rezepts) oder der Arzt darf eine Verordnung außerhalb des Regelfalls schriftlich begründen und von der Krankenkasse genehmigen lassen, um durchgängige Lymphdrainage für seinen Patienten zu gewährleisten. Diese Verordnungen außerhalb des Regelfalles belasten das Budget des Arztes und können bei einer Wirtschaftlichkeitsprüfung zu Regressforderungen führen. Deshalb

sind eine genaue Diagnose und die richtige Zuordnung für den Arzt wichtig, um eine dauerhafte Behandlung zu gewährleisten, ohne dass der Patient dafür selbst zahlen muss. Eine gute Dokumentation seitens des Therapeuten kann dies unterstützen: Mit regelmäßigen Messergebnissen und vergleichbaren Fotos ist eine Argumentation gegenüber der Krankenkasse sowohl für den Arzt als auch für den Patienten viel einfacher.
- *Ly3* bezieht sich auf die Lymphabflussstörung bei bösartigen Erkrankungen. Hier darf ein Arzt fünfmal ein Rezept mit je zehn Behandlungen ausstellen, bevor eine behandlungsfreie Zeit von zwölf Wochen im Regelfall gilt.

Bei allen drei Indikationsschlüsseln kann der Arzt zwischen 30, 45 und 60 Minuten Lymphdrainage plus anschließender Kompressionstherapie (durch Kompressionsverbände) wählen. Sollten Sie mehr als eine Lymphstauung durch einen Unfall an einem Gelenk haben, sind 45 oder 60 Minuten durchaus empfehlenswert für eine gründliche und entspannte Behandlung.

Wenn es Ihnen wichtig ist, regelmäßig Lymphdrainagen zu erhalten, empfehle ich Ihnen, sich umfassend selbst über die Heilmittelrichtlinien zu informieren und auch in Tabellen zu schauen, ob Ihr Arzt den richtigen ICD-Code (*International Classification of Diseases* = Internationale Klassifikation der Krankheiten) für Sie ausgewählt hat. Danach richtet sich nämlich die Einschätzung der Krankenkasse, ob eine langfristige Behandlung außerhalb des Regelfalls für Sie infrage kommt oder nicht (weitere Informationen unter www.lymphverein.de und www.lymphcaredeutschland.de). Hierbei geht es mir nicht um Kontrolle der Ärzte, sondern darum, dass Sie selbst zum Spezialisten werden dürfen, um die richtigen Entscheidungen für Ihre Gesundheit treffen zu können.

Falls Sie privat krankenversichert sind, schauen Sie sich Ihren Vertrag an oder lassen Sie sich von Ihrem Versicherer die aktuellen Unterlagen zukommen, damit Sie wissen, in welchem Umfang und mit welcher Selbstbeteiligung eine Lymphdrainage-, aber auch eine Kompressionstherapie bezahlt wird.

Tipps für die Therapeutensuche

Haben Sie ein Rezept für die Lymphdrainage erhalten oder bezahlen Sie privat (dies ist jederzeit möglich), dann ist es wichtig, sich einen passenden Lymphtherapeuten zu suchen. Die Fortbildung zum Lymphdrainage- und Ödemtherapeuten mit Kompressionstherapie dauert vier Wochen (in Deutschland). In dieser Zeit erlernt ein Physiotherapeut die Behandlungsform und die Besonderheiten im Umgang mit den verschiedenen Krankheitsbildern. Es ist durchaus sinnvoll, einen Therapeuten zu wählen, der diese Ausbildung absolviert hat. Offiziell darf selbstverständlich auch nur ein geschulter Therapeut diese Behandlungen auf Kassenrezept durchführen (Achtung Privatpatienten: Bitte genau hinschauen, wer Sie behandelt – Sie haben weniger durch den Versicherer festgelegten Schutz und sollten deshalb selbst prüfen) und mit der Krankenkasse abrechnen.

Leider sieht es in der Realität auch anders aus: Beispielsweise hat einer der Therapeuten in einer physiotherapeutischen Praxis die Fortbildung gemacht, das Zertifikat wird eingereicht und die Praxis wird vom Krankenkassenverband für die Abrechnung von Lymphdrainage anerkannt. Weil der Lymphtherapeut zurzeit überlastet oder im Urlaub ist oder einfach nicht den ganzen Tag Lymphpatienten behandeln mag, werden manche Patienten an die Kollegen abgegeben, und diese führen dann (nach dem Motto: Eine Lymphdrainage ist ja nicht so schwer …) die Behandlungen durch. Die Abrechnung erfolgt dann einfach über den Lymphtherapeuten der Praxis. Dies fällt selten auf, wird jedoch in vielen Praxen so umgesetzt – nicht nur im Bereich der Lymphdrainage, auch für die Manuelle Therapie oder Bobath-Behandlungen findet dieser Betrug an den Krankenkassen und am Patienten statt. Deswegen bitte ich Sie: Schauen Sie genau hin und lassen Sie sich auch gern die Qualifikation Ihres Therapeuten zeigen. Oft hilft auch ein Blick auf die Homepage der Praxis. Dort sind dann öffentlich auch nur die wirklich absolvierten Fortbildungen gelistet.

Papier ist ja bekanntlich geduldig und deshalb gibt es noch ein weiteres Qualitätskriterium für Lymphtherapeuten: Sie sollten die Behandlungsreihenfolge einhalten. Wenn es in Kapitel 3 um die Selbstdrainage geht, erkläre ich Ihnen noch genauer, warum diese Reihenfolge für den Erfolg einer Lymphdrainage essenziell ist. Zum kurzen Verständnis an dieser Stelle gilt: Ein Therapeut sollte immer in den Schlüsselbeingruben und am Hals beginnen, denn an dieser Stelle mündet das Lymphsystem in das venöse System. Wenn dieser Abfluss nicht frei ist, dann hilft auch das Schieben am anderen Ende nicht weiter. Anschließend sollte er sich um den Rumpf kümmern und intensiv den Bauch behandeln, damit die Lymphe ihren Weg aus den Extremitäten durch den Rumpf finden kann und dort nicht der nächste Stau entsteht. Erst dann kommen die Arme und/oder Beine dran. Und auch dort arbeitet der Therapeut zuerst am Zentrum (zum Beispiel am Oberschenkel) und geht dann schrittweise weiter nach unten (über das Knie zum Unterschenkel), bis er an den Füßen oder Händen angekommen ist. Es wird immer zunächst der Weg frei gemacht, bevor weitere Lymphe nachgeschoben wird.

Anzeichen für die Wirkung einer Lymphdrainage

Viele Patienten können sich aufgrund der meist zarten Lymphgriffe des Therapeuten nicht vorstellen, dass die Lymphdrainage eine Wirkung auf sie haben kann. Deswegen nenne hier ein paar Anzeichen, die mir meine Patienten für die Wirkung der Lymphdrainage beschrieben haben: Möglicherweise spüren Sie schon während der Lymphdrainage, dass die Griffe des Therapeuten eine Art Sog bei Ihnen auslösen und dass irgendetwas in Bewegung kommt. Viele Menschen verspüren schon bei den ersten Griffen am Hals und im Bauch eine deutliche Erleichterung auch in den Armen oder Beinen, als ob die Spannung nachlassen würde. Ein guter Indikator ist auch, wenn Sie direkt nach der Behandlung oder schon währenddessen zur Toilette gehen und Wasser lassen müssen. Eine gute Lymphdrainage mobilisiert die Lymphe und das vermehrt im Blut ankommende Wasser wird über die Niere ausgeschieden. Diese Wirkung kann auch nach der Drainage noch einige Stunden anhalten und ist ein gutes Zeichen.

Für viele Menschen ist es auch ein gutes Zeichen, wenn sich der gemessene Bein- und Armumfang in den Behandlungen reduziert. Natürlich ist das sehr erfreulich, es sagt aber oft nichts über die Qualität der Behandlungen aus, da diese an maximal zwei Terminen von je 60 Minuten pro Woche stattfinden und in der restlichen Zeit der Woche der Patient selbst für das Tragen der Kompressionsbestrumpfung, die richtige Ernährung, ausreichend Bewegung, wenig Stress und das Vermeiden von übermäßigen Anstrengungen verantwortlich ist. Ich selbst habe über einen langen Zeitraum eine Krankenschwester zweimal pro Woche betreut. Sie hat jeweils 60 Minuten Lymphdrainage erhalten und anschließend noch Kompressionswickel. Leider haben wir keine maßgeblichen Umfangreduktionen erreicht und sie war jedes Mal sehr enttäuscht. Es war ihr nicht klar, dass die körperliche Belastung des Schichtdienstes, der Stress mit ihrem Mann und das ungesunde Essen sie jedes Mal wieder zurückwarfen und auch eine regelmäßige Lymphdrainage keine Wunder erzielen kann.

Hier noch einmal der Hinweis: Das Lymphsystem ist ein im ganzen Körper vorkommendes System, das eng mit anderen Organsystemen verknüpft ist. Es ist nicht sinnvoll, dieses System isoliert zu betrachten, sondern immer im Kontext mit dem ganzen Körper und mit allem, was man für sich tut oder auch nicht tut. In Kapitel 3 geben ich Ihnen viele Techniken und Wissen an die Hand, damit Sie sich selbst ganzheitlich behandeln können.

Kompressionstherapie

Die Kompressionstherapie ist ein wichtiger Bestandteil der Lymphödembehandlung. Sie erhöht den Druck im Gewebe, was dafür sorgt, dass weniger Flüssigkeit aus den Blutkapillaren austritt. Gleichzeitig verteilt sich die Lymphflüssigkeit gleichmäßiger im betroffenen Gebiet. So können wesentlich mehr Lymphgefäße am Abtransport beteiligt werden. Parallel dazu wird die Klappenfunktion der Lymphgefäße verbessert und die Strömung in den Gefäßen vereinfacht. Neben den Lymphgefäßen profitieren auch die Venen von dieser Behandlung, besonders wenn Kompression mit Bewegung kombiniert wird. Dies regt nicht nur den Rücktransport im Lymphsystem, sondern auch im Blutsystem an. Eine Kompression erhält und verstärkt die Effekte einer Lymphdrainage und gehört somit zum Therapieplan bei Lymphödemen.

Kompressionsverbände

Kompressionsverbände sind das Mittel der Wahl, um ein Lymphödem zu reduzieren. Erst wenn sich keine weitere Umfangreduktion mehr erreichen lässt, werden sie von einer an das Bein angepassten Bestrumpfung abgelöst. Die Kompressionsverbände sollten in der Reduktionsphase täglich angelegt werden und gemeinsam mit der Lymphdrainage das Lymphödem schrittweise reduzieren. Häufig geht diese Phase über vier bis acht Wochen, die für die Betroffenen sehr intensiv sind. Die Kompressionsverbände sollten immer direkt nach einer Lymphdrainage an- und dann erst zum Schlafen abgelegt werden.

In der intensiven Betreuung von Menschen in Lymphkliniken ist eine Behandlung mit Kompressionsverbänden sinnvoll und sehr zielführend. Nach meiner Erfahrung dürfen sie täglich und intensiv angewendet werden, damit sie an einer nachhaltigen Umfangreduktion mitarbeiten. Sollten Sie zu Hause eine intensive Phase mit Selbstdrainage und Kompressionsverbänden planen, legen Sie sich auf jeden Fall ein hochwertiges Set zu, damit es Ihnen so leicht wie möglich fällt, den Verband anzulegen. Kontrollieren Sie in dieser Phase regelmäßig, wie viel Umfang Sie verloren haben. Sollten Sie nach ein paar Wochen keine Umfangreduktion mehr erreichen, ist es Zeit, auf maßgefertigte Kompressionsstrümpfe umzusteigen und in die erhaltende Therapie zu wechseln.

Für einen fachgerechten Kompressionsverband benötigen Sie einen Schlauchverband, Mullbinden für Finger und Zehen (wenn diese mitbetroffen sind), Polsterbinden, Kurzzugbinden, Polstermaterial in Halbmondform und zum Befestigen gut klebendes medizinisches Klebeband. Bitte nutzen Sie die an den Verbandrollen hängenden »Schwiegermütter« nur zum Einrollen und nicht zur Befestigung des Verbands am Bein. Die kleinen Widerhaken können zu Verletzungen führen und damit das Eindringen von Erregern in das Ödemgebiet begünstigen.

Ein Hinweis: Einige Hersteller bieten schon zusammengestellte Sets an, die Sie für die Selbstanlage verwenden können. Achten Sie dabei darauf, dass Sie ein für Ihren Körper passendes Set auswählen, damit sie auch ausreichend Bandagierungsmaterial vorfinden. Zum Beispiel wird meist zwischen Lymphsets »Bein groß« und »klein« unterschieden – damit ist jeweils der Umfang der Extremität gemeint. Die meisten Ärzte verschreiben hingegen lediglich Kurzzugbinden, dabei ist das Polstermaterial, das darunter angelegt wird, maßgeblich für den Erfolg der Kompression, da es das Einschnüren verhindert und Unebenheiten so ausgleicht, dass ein Druck an den richtigen Stellen erfolgt.

Kompressionsverband selbst anlegen

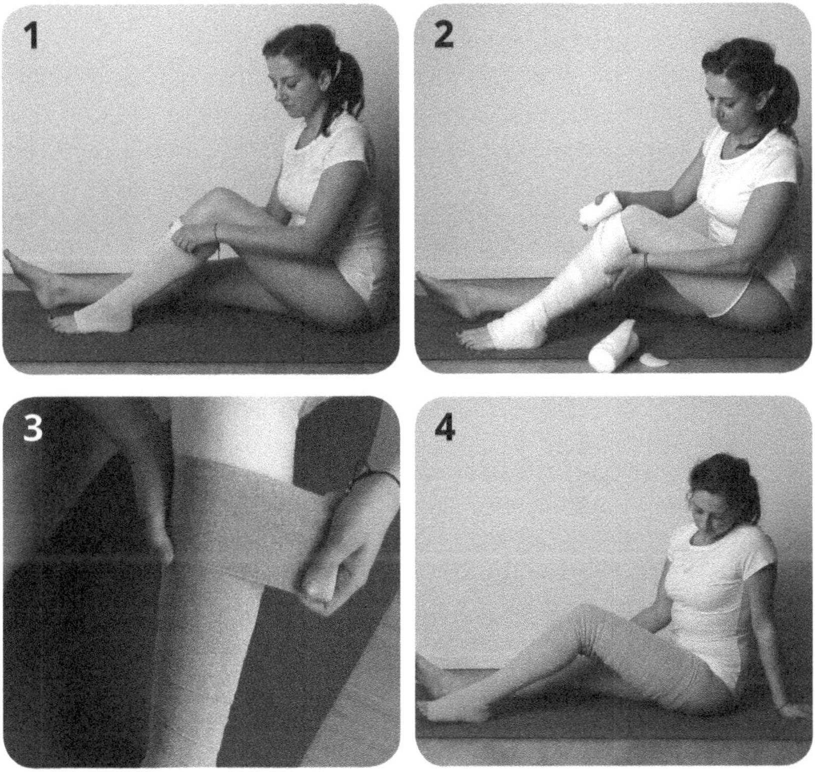

Das Anlegen eines Kompressionsverbands braucht etwas Übung, besonders wenn man es bei sich selbst macht. Ich kann mich noch gut an meine ersten Verbände in der Ausbildung erinnern, es ist gar nicht so leicht. Haben Sie also etwas Geduld beim Umsetzen meiner Schritt-für-Schritt-Anleitung und nehmen Sie sich das faltenfreie Anlegen nicht schon beim ersten Mal vor. Ich habe die Anleitung für das Bein aufgenommen, Sie können sie aber auch für die Arme anwenden, allerdings brauchen Sie dann jemanden, der Ihnen beim Anlegen hilft.

1. Schneiden Sie vom Schlauchverband ein Stück ab, etwa die doppelte Beinlänge. Ziehen Sie den Schlauch von der Mitte des Fußes bis zum Oberschenkel hoch, idealerweise sollte er nun bis zur Leiste hoch reichen (siehe Abbildung 1, Seite 41).
2. Wickeln Sie die Polsterbinden locker um Ihr Bein (siehe Abbildung 2, Seite 41). Die Polsterbinden helfen hinterher, mit den Kurzzugbinden einen gleichmäßigen Druck aufzubauen, und verhindern, dass sich tiefe Einschnürungen bilden, die den Fluss der Lymphe stören könnten. Zusätzlich können Sie unter die Polsterbinde halbmondförmige Polster (vorn im Bild zu sehen) um die Knöchel anlegen, je eines innen und außen von hinten unten, sodass sie den Bereich zwischen Knöchel und Achillessehne bedecken. Sie sorgen dafür, dass nicht der Knöchel den meisten Kompressionsdruck abbekommt, sondern das Gewebe dahinter, wo sich die Lymphe staut.
3. Nun folgt die tatsächliche Kompression mit den Kurzzugbinden. Je nach Beinumfang benötigen Sie zwischen vier und zehn Kurzzugbinden. Beginnen Sie unten am Fuß an den Zehengrundgelenken und beschreiben Sie mit dem Verband Achten, sodass sich ein überschneidendes Muster bildet (siehe Abbildung 3, Seite 41). Dabei ziehen Sie die Binden etwas auseinander und legen sie dann um das Bein herum. Die Bahnen sollten sich großflächig überlappen. An Fuß und Unterschenkel bringen Sie den meisten Druck auf und lassen ihn nach oben zum Oberschenkel etwas geringer werden, damit die Lymphe auch in die richtige Richtung gedrückt wird. Immer wenn Sie eine neue Rolle beginnen, wechseln Sie die Wickelrichtung. Haben Sie mit der ersten Binde im Uhrzeigersinn gewickelt, wechseln Sie mit der zweiten Binde gegen den Uhrzeigersinn, mit der dritten Rolle beginnen Sie dann wieder mit dem Uhrzeigersinn. Das sorgt dafür, dass sich der Verband nicht so schnell wieder löst. Auch innerhalb einer Verbandrolle lassen Sie den Druck zum Ende der Rolle auslaufen und beginnen dann mit der neuen Rolle über dem oberen Drittel der letzten Rolle; so sorgen Sie für kontinuierlichen Druck. Wenn Sie von außen mit den Fingern auf den Verband drücken, darf er

sich ordentlich fest anfühlen. Gleichzeitig sollten die Zehen ihre normale Farbe behalten und nicht nach ein paar Minuten blau anlaufen, dann ist der Kompressionsverband zu fest angelegt. Der Druck kann dennoch unangenehm sein, etwas kribbeln oder bei Bewegungen stören, das ist normal und hört nach einer kleinen Gewöhnungsphase wieder auf.

4. Sobald Sie oben angekommen sind (siehe Abbildung 4, Seite 41), befestigen Sie den Verband mit den Klebestreifen, sodass er sich nicht schon beim Anziehen der Hose löst.

Kompressionsbestrumpfung

Ist die Entstauungsphase mit Lymphdrainage und Kompressionsverbänden abgeschlossen, folgt die erhaltende Therapie mit Kompressionsbestrumpfung. Da diese nur zweimal pro Jahr verordnet wird, ist es nicht sinnvoll, die Strümpfe schon während der Phase der Umfangreduktion zu bestellen, da sie dann innerhalb kürzester Zeit nicht mehr passen und damit keine Wirkung mehr haben. Es ist wichtig, dass die Strümpfe vom geschulten Personal eines Sanitätshauses ausgemessen und dann individuell angefertigt werden.

Für eine Kompressionsbestrumpfung bei Lymphödemen sollte die Flachstricktechnik zum Einsatz kommen. Flachgestrickte Strümpfe bauen genug Arbeitsdruck auf, um das Lymphsystem zu unterstützen, und gleichzeitig sind sie stabil genug, dass Hautfalten und schmerzhafte Einschnürungen vermieden werden können. Flachgestrickte Kompressionsstrümpfe gibt es in vier Kompressionsklassen, die der Arzt passend zum jeweiligen Problem festlegt. Manchmal ist es sinnvoll, hier nochmals Rücksprache mit dem Fachpersonal des Sanitätshauses zu halten, um hinterher auch die richtigen Strümpfe zu erhalten.

Es gibt Versorgung für das ganze Bein, mit oder ohne Zehenkappen, bis hin zu Strumpfhosen, die auch die Hüfte mit einschließen. Darüber hinaus gibt es unterschiedliche Funktionszonen, die ein Bewegen der Gelenke leichter möglich machen, und eine extra Versorgung für den Sport. Mittlerweile gibt es auch spezielle Kompressionsstrümpfe, die für die Nacht konzipiert sind, um eine 24-Stunden-Versorgung zu gewährleisten.

Die richtigen Strümpfe rutschen nicht und schnüren auch nicht ein. Darauf sollten Sie achten und bei Nichtpassen direkt reklamieren. Ein Indiz dafür, ob das Ausmessen der Strümpfe fachgerecht erfolgt, ist, dass mehrere Messstellen ausgemessen und genau dokumentiert werden – also zum Beispiel die dickste Stelle des Unterschenkels, direkt unterhalb des Knies, auf dem Knie und wieder direkt darüber, damit der Strumpf hinterher auch wirklich zur Beinform passt. Das macht nochmals klar: Solange Sie noch an Umfang verlieren, sollten Sie sich keine Kompressionsstrümpfe anfertigen lassen. Warten Sie damit, bis Ihre Umfangwerte stabil sind.

Apparative Kompressionstherapie

Zusätzlich zur Lymphdrainage kann eine sogenannte apparative intermittierende Kompression eingesetzt werden. Diese Geräte werden in Kliniken, Praxen oder auch im Hausgebrauch verwendet. Sie haben bis zu zwölf Kammern, die nacheinander Druck aufbauen, um die Lymphe in Richtung Rumpf zu schieben. Meiner Erfahrungen nach können diese Geräte hilfreich sein, wenn nur der Unterschenkel oder der Unterarm betroffen ist, da so die angeschobene Lymphe von funktionstüchtigen Lymphgefäßen übernommen wird und weitergeleitet werden kann. Ist eine ganze Extremität gestaut, ist diese Art der Therapie meiner Meinung nach nur dann sinnvoll, wenn vorher intensiv die Abflüsse am Venenwinkel, im Bauch und in der Leiste oder in der Achsel frei gemacht wurden, da sonst ein Abfließen der Lymphe nicht möglich ist.

In Kombination angewandt können diese Geräte also hilfreich sein, ich möchte Ihnen dennoch nicht dazu raten. Denn sie sind nicht individuell an Sie und Ihre Tagesform anpassbar, erfassen auch nicht den Druck des Gewebes und können einige Stellen intensiver bearbeiten und andere weiche Stellen übergehen. Ich denke, es ist wichtig zu spüren und sehr individuell im Gewebe zu arbeiten. Des Weiteren gibt es auch Kompressionssysteme, die von Kosmetikfirmen angeboten werden und die keine medizinische Zulassung haben. Bitte achten Sie bei solchen Geräten auf Ihre Gesundheit und gehen Sie sehr bewusst damit um.

Lymphtapes

Die Wirkung von kinesiologischen Tapes ist noch nicht wissenschaftlich belegt; alles, was ich im Folgenden an Wirkung berichte, beruht auf meiner persönlichen Erfahrung mit meinen Klienten. Ein kinesiologisches Tape besteht aus gefärbter Baumwolle und in Wellenform darauf aufgebrachtem Klebstoff. Es bewirkt eine Stoffwechselsteigerung und eine Mikromassage im Gewebe. Durch das Aufbringen auf die Extremität kann es das oberflächliche Lymphsystem bei seiner Arbeit unterstützen und im Alltag Erleichterung verschaffen. Im Internet gibt es zahlreiche Anleitungen zur Anlage von Lymphtapes. Ich habe mich bewusst dagegen entschieden, die einzelnen Tapestreifen mehrfach einzuschneiden und aufzukleben, weil diese Anlage sehr aufwendig ist und leider auch nicht lange auf der Haut kleben bleibt.

Lymphtapes selbst anlegen

1. Für die Anlage brauchen Sie keine besonderen Vorkenntnisse. Kleben Sie zuerst den Anker beziehungsweise die Basis des Tapes locker auf. Ziehen Sie dann das Tape auseinander und bringen Sie es mit ungefähr 60 Prozent Dehnung auf die Haut auf. Das andere Ende des Tapes kleben Sie ebenfalls ohne Zug auf, damit es gut hält.
2. Nun folgen Sie dem Weg der Lymphe. Die Lymphbahnen führen zum größten Teil an der Innenseite des Knies und durch die Leiste (am Arm durch die Ellenbeuge und die Achsel). Daher sollte der Verlauf des Tapes sich daran anpassen. Wie auf dem Bild erkennbar, kann man aber auch Tapestreifen außen und hinten am Bein entlangführen, um alle Bereiche zu stimulieren.

Welche Farbe Sie wählen, können Sie ganz intuitiv entscheiden. Für Menschen, denen es oft zu warm ist, wähle ich gern ein blaues Tape, für Menschen, die eher Wärme brauchen, ein rotes. Wichtiger ist, dass Sie auf die Qualität des Tapes achten und auf die Art des Klebers, falls Sie zu allergischen Reaktionen neigen.

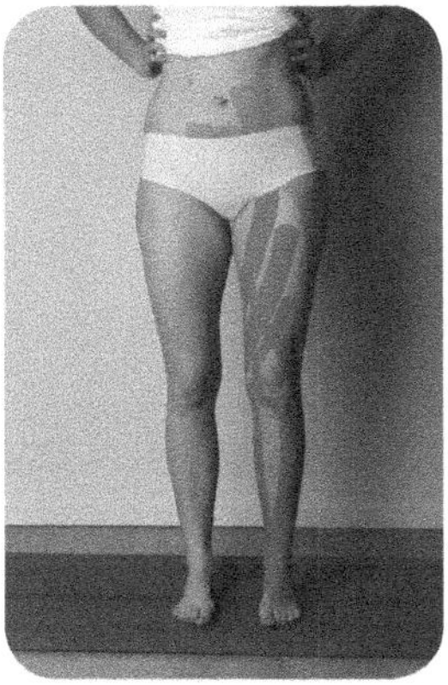

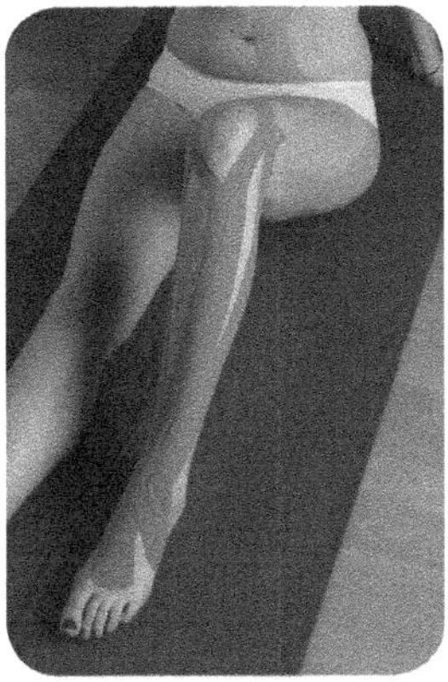

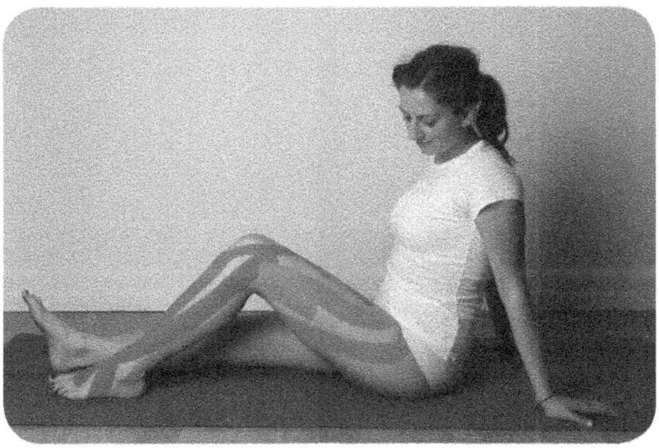

Mit den Tapes können Sie sogar duschen, schwimmen und Sport treiben. Ich empfehle nur, die ersten drei Stunden nicht mit Wasser in Berührung zu kommen, damit der Kleber richtig anziehen kann. Wie lange das Tape hält, hängt sehr vom Hauttyp ab. In der Regel können Sie es nutzen, bis es von allein abfällt. Eventuell können Sie vorher schon einmal die sich ablösenden Kannten etwas nachschneiden. Sollte Ihre Haut direkt mit Rötungen, Entzündungen oder Pickeln reagieren, lösen Sie es bitte zügig ab, am besten in Verbindung mit warmem Wasser, und spülen dann die Haut gründlich ab, sodass der Kleber vollständig entfernt ist.

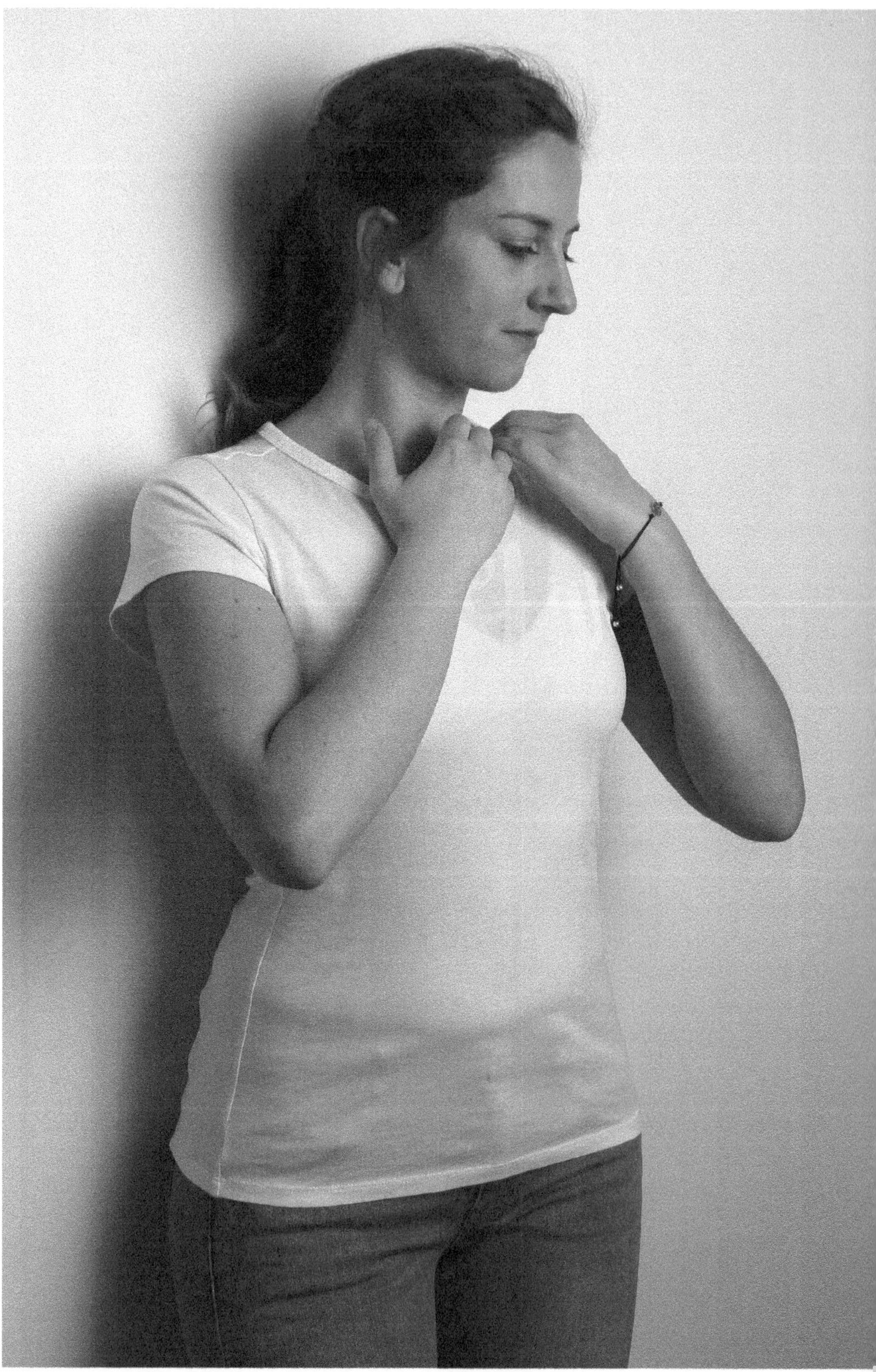

3
Was können Sie selbst tun?
Hilfe zur Selbsthilfe

In diesem Kapitel finden Sie wichtige praktische Tipps und Hinweise zur Selbstbehandlung. Ich habe hier alles zusammengetragen, was Ihnen helfen kann, Ihr Lymphsystem zu unterstützen und zu stärken. Aus meiner Sicht ist es sehr wichtig, dass Sie die Verantwortung für Ihre Gesundheit in die Hand nehmen – damit meine ich nicht, dass Sie Schuld an Ihrem aktuellen gesundheitlichen Zustand oder Ihrer Erkrankung haben, sondern lediglich, dass Sie Antworten finden und ab jetzt jeden Tag etwas für Ihre Gesundheit tun. Mir ist wichtig, dass Sie sich nicht in die Hände eines Therapeuten, Arztes oder Heilpraktikers begeben und ihm die Verantwortung übergeben. Der Einzige, der Sie wirklich gesund machen kann, sind Sie selbst, denn Sie verbringen 24 Stunden pro Tag mit sich und können Ihre Gedanken, Handlungen und das, was Sie bewusst für Ihre Gesundheit tun, steuern. Ich gebe Ihnen Informationen aus verschiedenen Bereichen an die Hand, die Sie für sich umsetzen können. Probieren Sie alle Tipps ein paar Wochen aus, bevor Sie entscheiden, ob sie Ihnen nützen oder nicht. Selten geschehen Spontanheilungen nach zwei Tagen. Sie dürfen sich selbst und Ihrem Körper Zeit geben, die Impulse zu verarbeiten und den Effekt zu spüren.

Selbstdrainage

Die Selbstdrainage ist eine Form der Lymphdrainage, die Sie selbst durchführen können. Sich selbst behandeln zu können hat viele Vorteile. Sich haben sich immer dabei – im Urlaub, in der Mittagspause oder abends kurz vor dem Schlafen. Das können Sie von einem Physiotherapeuten meist nicht behaupten. Außerdem sind Sie unabhängig davon, ob ein Arzt bei Ihnen einen »Behandlungsbedarf« feststellt, und können Ihre Behandlungsfrequenz selbst bestimmen. Sie müssen in der Selbstbehandlung auch keine zwölf Wochen behandlungsfreie Zeit einhalten, nachdem der erste Therapiezyklus von 30 Behandlungen abgeschlossen ist. Natürlich ist es nicht ganz so bequem, sich selbst zu behandeln, wie sich beim Physiotherapeuten auf die Behandlungsbank zu legen. Dafür können Sie aber frei die Intensität bestimmen und ausprobieren, was Ihnen am meisten Erfolg bringt.

Ein weiterer riesiger Vorteil ist das Verständnis, das Sie sich schon durch das Lesen dieses Buchs bis hierher angeeignet haben und durch die praktische Arbeit mit Ihrem Körper weiter vertiefen können. Sie lernen sich selbst, Ihren Körper und Ihr Lymphsystem noch einmal ganz anders kennen und verstehen. Das verhilft Ihnen zu einer besseren Verbindung mit sich selbst und Ihrem Körper. Sie lernen, seine Sprache zu verstehen, was Sie in Ihrem Selbstheilungsprozess sehr unterstützt.

Nun aber zur Selbstdrainage und den Bildern. Bitte lesen Sie die Texte genau durch und sehen Sie sich die Bilder dazu an.

- Ein breiter Pfeil zeigt Ihnen jeweils die Richtung an, in die Sie Ihre Hände mit Druck bewegen sollen.
- Ein schmaler Pfeil besagt, dass Sie ohne Druck die Bewegung zu Ende führen, damit die Lymphe in die richtige Richtung geschoben wird.

Eventuell spüren Sie direkt beim ersten Mal schon die Sogwirkung der Griffe, vielleicht auch erst nach einigem Üben, oder Sie bemerken den Erfolg nur, weil Sie häufiger zur Toilette gehen können oder sich Ihr Umfang verringert. Wie auch immer, alles ist richtig und gut.

Ich mische in dieser Selbstdrainage Lymphdrainagetechniken und Fasziengriffe/Übungen mit der Faszienrolle. Das mache ich, damit Sie unterschiedliche Intensitäten nutzen können, und auch, weil Sie nicht an alle Stellen Ihres Körpers gut mit der Hand herankommen. Da kann Ihnen die Faszienrolle Abhilfe verschaffen und zusätzlich Ihre Hände entlasten, die es bestimmt nicht gewohnt sind, so viel massierende Arbeit zu leisten. Achten Sie also gut auf sich und seien Sie gern kreativ, wenn Sie einzelne Techniken nicht nachmachen können. Mit der Faszienrolle und einem zusätzlichen Faszienball finden sie sicher eine Lösung.

Für die Selbstdrainage ist es sinnvoll, dass Sie sich auf eine Gymnastikmatte, einen weichen Teppich oder auf die Auflage einer Gartenliege auf den Boden setzen beziehungsweise legen. Bett und Sofa sind höchstwahrscheinlich zu weich, denn Sie sollten stabil sitzen können, um mit den Händen ausreichend Druck aufzubauen, und für die Übungen mit der Faszienrolle brauchen Sie Platz und sicheren Halt. Nehmen Sie gern ein Kissen dazu, damit Sie bequem sitzen und liegen können.

Sicherheit bei der Selbstbehandlung

Für die Lymphdrainage gibt es wie für alle anderen Behandlungstechniken Kontraindikationen, also Situationen, in denen die Lymphdrainage nicht durchgeführt werden darf, da ansonsten ein anderes Organ oder der ganze Organismus Schaden nehmen könnte. Hier wird zwischen absoluten, lokalen und relativen Kontraindikationen unterschieden.

- Eine absolute Kontraindikation bedeutet: Bitte führen Sie die Lymphdrainage in diesem Fall nicht durch!
- Bei einer lokalen Kontraindikation lassen Sie bitte den betroffenen Körperteil komplett aus.
- Eine relative Kontraindikation ist ein Hinweis, dass Ihnen die Drainage vielleicht nicht guttut. Hier sind Ihr Körpergefühl und Ihre eigene Einschätzung gefragt. Falls Sie Zweifel haben, kontaktieren Sie bitte Ihren Arzt oder Lymphtherapeuten.

Kontraindikationen für die Lymphdrainage

Absolute Kontraindikationen:

- Akute Thrombosen (tiefe und oberflächliche)
- Akute infektiöse Entzündungen
- Dekompensierte Herzinsuffizienz (bitte besprechen Sie die Möglichkeit einer Lymphdrainage bei Herzschwäche immer mit Ihrem behandelnden Kardiologen)
- Frische Tumorerkrankungen (es gibt zwar keinen Nachweis, dass durch Lymphdrainage Metastasen gestreut werden, ich erwähne dies aber dennoch)

Lokale Kontraindikationen:

- Allergische Kontaktekzeme
- Mykosen (Pilzbefall)
- Akute Traumata (insbesondere mit Hautöffnung)

Relative Kontraindikationen:

- Für die Halsbehandlung: Erkrankungen der Schilddrüse
- Für die tiefe Bauchdrainage: Menstruation, Schwangerschaft, akute Baucherkrankungen, Bauchaortenaneurysma, Epilepsie

Sanft oder kräftig?

Kommen wir zur Streitfrage unter den verschiedenen Richtungen der Lymphdrainage und der modernen Faszientherapie: sanft oder kräftig? Viele meiner Patienten sprachen von der »Streichelbehandlung« bei der Lymphdrainage und konnten sich nicht vorstellen, dass diese Art der Behandlung etwas bringen kann. Ich habe meine Therapie immer dem Gewebe des Patienten angepasst. Ist das Gewebe weich, locker und nachgiebig, lassen sich mit sanften Griffen schöne Fortschritte erzielen. Ist das Gewebe aber hart, prall gefüllt oder mit Eiweißfibrosen (härteren Stellen im Unterhautgewebe) versetzt, darf man die Griffe gern intensivieren und den Druck der Hände auf das Gewebe erhöhen.

So kann es sein, dass Sie in den Gebieten der Lymphknoten in der Leiste und den Kniekehlen mit sanftem Druck und stehenden Kreisen arbeiten und im Bereich der Unter- und Oberschenkel eher kräftigere Fasziengriffe anwenden, um eine Entstauung des Gewebes zu erreichen. Bei allem sind Sie natürlich selbst der Gradmesser. Ihre Selbstdrainage soll sich gut anfühlen und natürlich auch etwas bringen. Sie dürfen sich also zu Beginn erst einmal einfühlen, ausprobieren und testen, was sich für Sie gut anfühlt und natürlich auch, was Ihnen Erfolge bringt und was nicht.

Die Lymphe in Bewegung bringen

In der Lymphdrainage ähnelt das Vorgehen dem bei einem Verkehrsstau auf der Autobahn. Es wäre nicht sinnvoll, bei einem Stau von fünf Kilometern Länge vor einer verengten Baustelleneinfahrt die Autos von ganz hinten anzuschieben. Dies würde zwar dafür sorgen, dass sich der Stau verdichtet, aber eine Lösung und ein Abfließen des Verkehrs wären weiterhin nicht möglich. Sinnvoll wäre vielmehr, vorn die Baustelle zu beseitigen, wieder alle drei Spuren zu öffnen und dafür zu sorgen, dass die ersten Autos in Fahrt kommen, damit sich der Stau nach und nach auflösen kann.

Genauso ist es in unserem Einbahnsystem, dem Lymphsystem. Zuerst sollten die Abflüsse des Systems in den Venenwinkeln frei gemacht und dort der Lymphfluss angeregt werden, bevor die Lymphflüssigkeit aus Beinen, Armen und Rumpf nachgeschoben wird. Deswegen beginnt eine Lymphdrainage und auch die Selbstdrainage an den Venenwinkeln im Bereich der Schlüsselbeingruben. Keine Sorge – eine genaue Beschreibung, was zu tun ist, folgt auf den kommenden Seiten. Anschließend wird dann der Bauch behandelt und der Lymphfluss im Bereich des Darms und des großen Milchbrustganges (*Ductus thoracicus*) angeregt. An dieser Stelle nutzen wir dann auch die Sogwirkung des Zwerchfells auf das Lymphsystem, indem wir den Vorgang mit Atemübungen unterstützen. Bevor dann die Drainage der Arme und Beine folgen kann, werden die Lymphknotenketten in den Achseln und Leisten aktiviert.

Bleiben Sie bei der Selbstdrainage immer bei dieser Reihenfolge und nutzen Sie die synergetischen Effekte der einzelnen Schritte. Sollten Sie einmal weniger Zeit haben, konzentrieren Sie sich auf die Abflüsse und die Drainage des Bauchs. Damit erreichen Sie viel mehr, als wenn Sie nur den geschwollenen Bereich bearbeiten und damit versuchen, den Stau von ganz hinten anzuschieben.

Die wichtigsten Grifftechniken

Für die Lymphdrainage verwenden Sie besondere Griffe. Die Lymphgefäße sind klein und zart, in ihnen befindet sich nur ein geringer Gegendruck, deswegen reicht auch schon ein kleiner Sockenbund aus, um ein ödematöses Bein einzuschnüren. Die Grifftechniken der klassischen manuellen Lymphdrainage sind deswegen eher sanft und langsam auszuführen. Gleichzeitig gebe ich Ihnen aber auch Techniken aus der Faszienbehandlung mit auf den Weg. Es ist wichtig, die feinen Lymphgefäße anzuregen, aber auch die Faszien als Verbindungsstrukturen zu aktivieren und Verklebungen zu lösen, um einen freien Durchfluss zu gewährleisten.

Die Druckstärke bei der Lymphdrainage ist gering. Legen Sie eine Hand auf Ihren Oberschenkel und geben Sie nur so viel Druck, dass die Hand nicht verrutscht, während Sie einen Kreis beschreiben. Der Druck ist ausreichend, wenn die Hand nicht hin und her rutscht, sondern der Kreis als Bewegung zwischen den Hautschichten stattfindet. Aus diesem Grund benutzen Sie bitte für die Lymphdrainage selbst keine Cremes oder Öle, denn im Gegensatz zur klassischen Massage möchten Sie nicht über die Haut gleiten, sondern die Lymphgefäße in der Haut in Bewegung bringen.

Mehr Druck als der, den Sie aufwenden müssen, damit Ihre Hand nicht verrutscht, brauchen Sie nicht auszuüben, denn der Kreis soll im Hautgewebe stattfinden und nicht in den tiefer liegenden Muskeln. Die Lymphgriffe werden langsam durchgeführt, lassen Sie sich für jede Bewegung bewusst Zeit. Fassen Sie sich selbst so großflächig wie möglich an, legen Sie dafür die ganze Hand auf. Alle Griffe werden kreisförmig ausgeführt, damit sie die Lymphgefäße optimal unterstützen. Innerhalb eines Griffs geben Sie immer den Druck in die Richtung, in die Sie die Lymphe transportieren möchten. Stellen Sie sich am besten den Lymphfluss in der Haut bildlich vor. Dabei kann Ihnen das Bild des Lymphsystems auf Seite 13 helfen. Jeder Griff wird fünf- bis siebenmal wiederholt, bevor Sie den Griff selbst oder aber den Ort wechseln.

Bevor wir zum genauen Ablauf der Selbstdrainage übergehen, erkläre ich die einzelnen Lymphgriffe, also wie Sie Ihre Hände auf Ihrem Körper platzieren und bewegen, damit Sie den größtmöglichen Effekt erreichen. Mit diesen Handgriffen wird der Transport der Lymphe in den Lymphgefäßen und den Lymphknoten angeregt. Üben Sie diese Griffe am besten auf Ihren Oberschenkeln, damit Ihnen die Umsetzung in der Selbstdrainage später leichtfällt.

Der stehende Kreis

Der stehende Kreis wird gern in Lymphknotengebieten verwendet.

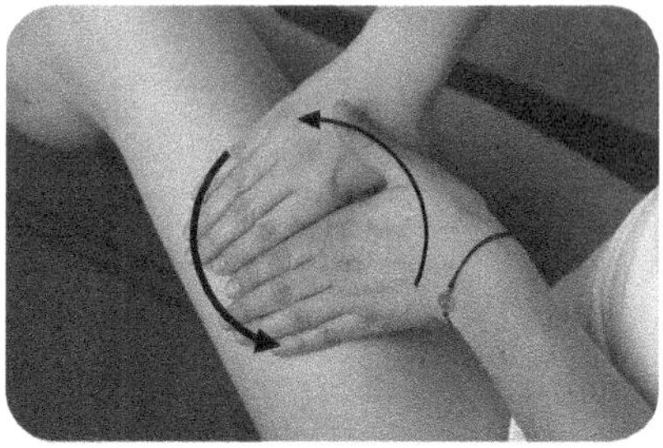

1. Führen Sie den stehenden Kreis je nach Körperteil einhändig oder beidhändig aus. Legen Sie die Hände möglichst großflächig auf der Haut auf.
2. Beschreiben Sie mit den Händen einen Kreis, der in den Hautschichten stattfindet. Die Hand rutscht nicht über die Haut. Erhöhen Sie während des Kreises den Druck in die Transportrichtung – also in Richtung des großen Lymphstammes in der Mitte des Bauchs oder der Venenwinkel hinter den Schlüsselbeinen –, reduzieren Sie ihn auf der zweiten Kreishälfte.

Der Schöpfgriff

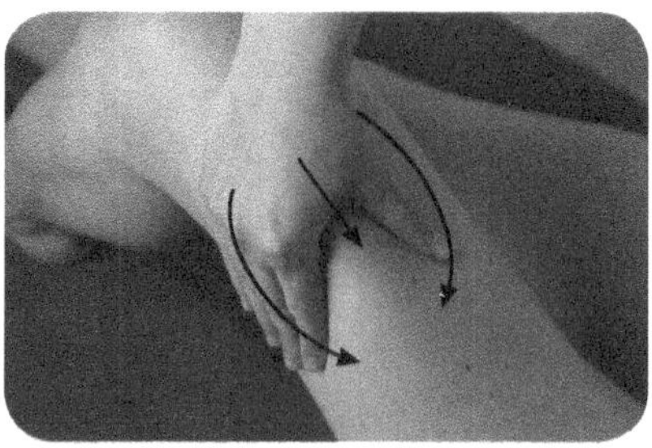

1. Führen Sie mit der gesamten Hand eine schöpfende Bewegung aus, während die Finger seitlich einen Kreis beschreiben. Die Druckrichtung ist dabei genau die Mitte zwischen dem von Daumen und Zeigefinger gebildeten Winkel. Die ganze Hand hat Kontakt zur Haut.
2. Lassen Sie den Griff in mehreren Wiederholungen im Behandlungsgebiet Richtung Körperzentrum wandern.

Der Quergriff

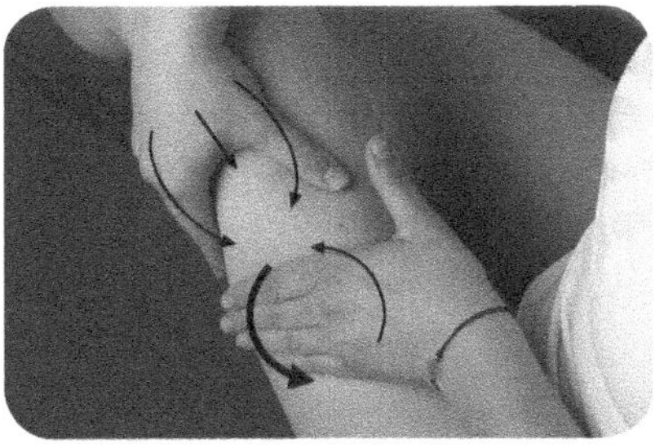

Der Quergriff ist eine Mischung aus Schöpfgriff der zentrumsfernen Hand (im Bild die rechte Hand) und stehendem Kreis der zentrumsnahen Hand (also der linken Hand im Bild).

1. Beginnen Sie mit dem Schöpfgriff und führen Sie danach einen stehenden Kreis durch.
2. Führen Sie diese Abfolge in mehreren Bahnen aus. Die Druckrichtung ist auch hier in Richtung des Körperzentrums.

Fasziengriffe

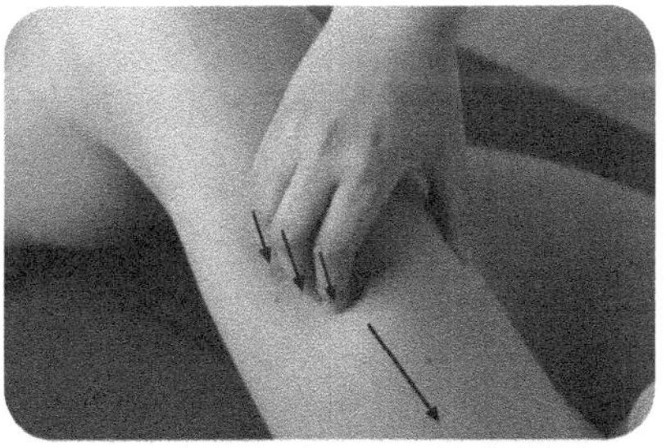

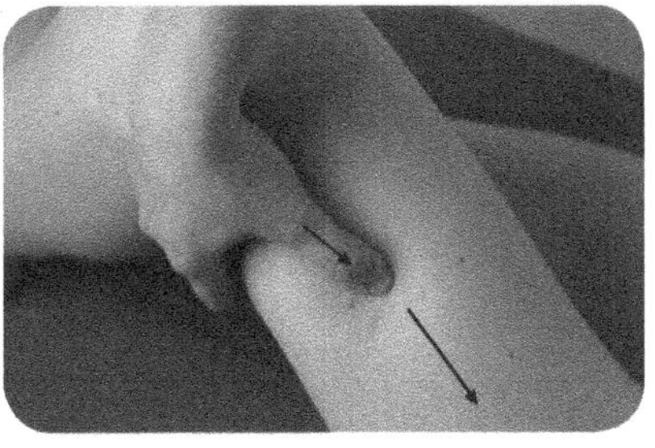

Meine Form der Selbstdrainage besteht nicht nur aus Griffen der klassischen Lymphdrainage, sondern auch aus tieferen Fasziengriffen oder -strichen. Diese Techniken werden mit dem Daumen oder den Fingern tiefer und punktueller im Gewebe ausgeführt und haben deutlich mehr Druck. Sie dürfen leicht schmerzhaft sein, aber nicht zu fest, da Ihr Körper ansonsten eine Gegenspannung aufbaut und sich die kleinen feinen Lymphgefäße verschließen.

Bauen Sie mit dem Daumen oder den Fingern Druck ins Gewebe auf und ziehen Sie die Finger zum Körperzentrum, also in der Richtung des Lymphflusses. Dabei kann auf der Haut eine Rötung entstehen.

Selbstdrainage Schritt für Schritt erklärt

Nun folgt das Herzstück dieses Buchs, die Anleitung zur Selbstdrainage. Je nachdem, ob Sie Ihr ganzes Lymphsystem anregen möchten oder nur einen Teil davon, können Sie zum Beispiel bei geschwollenen Beinen und nicht betroffenen Armen den Teil der Arme komplett auslassen. Wichtig ist, dass Sie immer den Rumpf und den Lymphabfluss am Hals behandeln; hier muss die Lymphe immer hindurchfließen. Ein Auslassen dieses Bereichs würde nicht zu einem nachhaltigen Abtransport, sondern zu einem Rückfluss der Lymphe in das bearbeitete Gewebe führen.

Eine komplette Selbstdrainage des ganzen Körpers nimmt ungefähr 60 Minuten in Anspruch. Im Anschluss empfehle ich Ihnen zusätzlich noch eine Ruhezeit von 20 Minuten, die Sie am besten liegend auf dem Rücken verbringen, damit Ihr System noch nacharbeiten kann. Falls Sie diese Zeit nicht täglich haben, aktivieren Sie einfach nur einen Teil des Systems. Am effektivsten ist es, nach dem Aufwärmen den Abfluss am Hals und den Rumpf zu behandeln. Dies kann dann gern auch noch mit geeigneten sportlichen Aktivitäten (siehe Seite 80) unterstützt und der Lymphabfluss auch aus den Extremitäten angeregt werden. Je manifester die Lymphstauung sichtbar und fühlbar im Gewebe ist, umso wichtiger ist es, regelmäßig (mindestens dreimal, besser mehre Male pro Woche) die gesamte Selbstdrainage durchzuführen, um entsprechende Erfolge zu erzielen.

Vor- und nachbereiten
Wie Sie schon gelernt haben, sind mehrere körperliche Systeme involviert, wenn das Lymphsystem gut arbeiten soll. Deswegen sind ein wenig Vorbereitung und auch Nachbereitung hilfreich, damit Ihre Selbstdrainage erfolgreich ist und Ihnen auch langfristig hilft.

Wenn Sie sich vor der Selbstdrainage körperlich bewegen, bringt das all Ihre Körpersysteme in Schwung. Das Blut wird schneller gepumpt, die Atmung vertieft sich und die Muskeln beginnen schon einmal damit, das Lymphsystem sanft zu aktivieren. Sie brauchen dazu keinen Dauerlauf oder Kraftsport zu machen, es reichen ein paar einfache Bewegungs- und Dehnübungen, die den Körper vorbereiten und ihm helfen, die mobilisierte Lymphflüssigkeit besser abzutransportieren.

Für die Drainage selbst dürfen Sie sich einen ruhigen Ort schaffen, an dem Sie ungestört sind und sich gut entspannen können. Für das Lymphsystem ist es wichtig, dass der Parasympathikus aktiviert ist, also das System, das im Körper für Ruhe, Verdauung, Schlaf und Entspannung sorgt. In Hektik zwischen zwei Terminen mit der Angst im Nacken, dass jemand hereinplatzen und stören könnte, ist der Körper eher im Kampf- oder Fluchtmodus und das Lymphsystem nicht wirklich bereit zum Arbeiten.

Machen Sie es sich also gemütlich und sorgen Sie aktiv dafür, dass Sie niemand stört. Temperieren Sie den Raum so, dass Sie nicht frieren, aber auch nicht zu sehr schwitzen. Die Drainage selbst empfehle ich Ihnen, auf nackter Haut durchzuführen und für die Übungen und zwischendurch weite und weiche Kleidung zu tragen, die Ihnen Bewegungsfreiheit gibt und nirgends abschnürt. Das ist auch wichtig für die Socken und Unterwäsche: Kein Slip oder BH sollte einengen oder das Lymphsystem abschnüren.

Nach der Selbstdrainage hilft es Ihrem Körper, wenn Sie sich Zeit für etwas Nachruhe im Liegen gönnen, damit Ihr Lymphsystem in Ruhe weiterarbeiten kann. Auch eine Hautpflege mit natürlicher Creme oder einem guten Öl rundet die Behandlung ab und unterstützt den Körper mit seinen Funktionen. Wenn Sie Kompressionsbestrumpfung tragen oder mit Wickeln arbeiten möchten, ist nach der Selbstdrainage der optimale Zeitpunkt, sie anzulegen, damit Ihr angeregtes System mit Hilfe der Kompression die Flüssigkeit weiter abtransportieren kann.

Aufwärmen

Bevor Sie mit den Griffen loslegen, ist es wichtig, den Körper aufzuwärmen und den Lymphfluss durch große Bewegungen und leichte Dehnungen anzuregen. Das macht den Durchfluss durch die Muskeln, Sehnen und Faszien wesentlich leichter. Sollte es Ihnen körperlich möglich sein, führen Sie die Übungen wie beschrieben nacheinander aus. Dann haben Sie den besten Effekt auf Ihr Lymphsystem und Sie sind optimal auf die weiteren Schritte vorbereitet.

1. Stellen Sie sich gerade hin und richten Sie sich richtig auf. Kreisen Sie mit den Schultern nach hinten und ziehen Sie sie maximal zu den Ohren, nach hinten und unten (siehe Abbildung 1). Versuchen Sie, den größtmöglichen Kreis zu beschreiben, lassen Sie die Arme dabei locker hängen und schauen Sie gerade nach vorn. Kreisen Sie die Schultern 12- bis 15-mal.
2. Setzen Sie sich auf den Boden oder auf einen Stuhl. Atmen Sie tief ein, richten Sie dabei die Wirbelsäule auf und schauen Sie ein wenig nach oben. Strecken Sie sich, soweit Sie können (siehe Abbildung 2). Dann atmen Sie aus und machen sich rund. Nehmen Sie das Kinn zur Brust und beugen Sie die Wirbelsäule soweit wie möglich (siehe Abbildung 3). Dann wechseln Sie mit der Aufrichtung wieder zur Einatmung. Wiederholen Sie achtmal.
3. Bleiben Sie auf dem Boden oder auf dem Stuhl sitzen. Strecken Sie einen Arm nach oben zur Decke und lehnen Sie sich dann zur anderen Seite (siehe Abbildung 4). Spüren Sie die Dehnung im seitlichen Rumpf und atmen Sie in dieser Position viermal tief ein und aus. Wechseln Sie auf die andere Seite.
4. Gehen Sie in die tiefe Hocke (siehe Abbildung 5). Achten Sie darauf, dass die Füße komplett auf dem Boden stehen und Sie tief bis in die Hüfte atmen. Sie können sich gern mit den Händen irgendwo festhalten, damit Sie zu Beginn nicht umkippen. Diese hüftöffnende Übung hilft dem Becken, sich zu entspannen, und sorgt dafür, dass die Lymphe gut durch diesen Bereich fließen kann. Denken Sie auch bei dieser Übung wieder an die tiefe At-

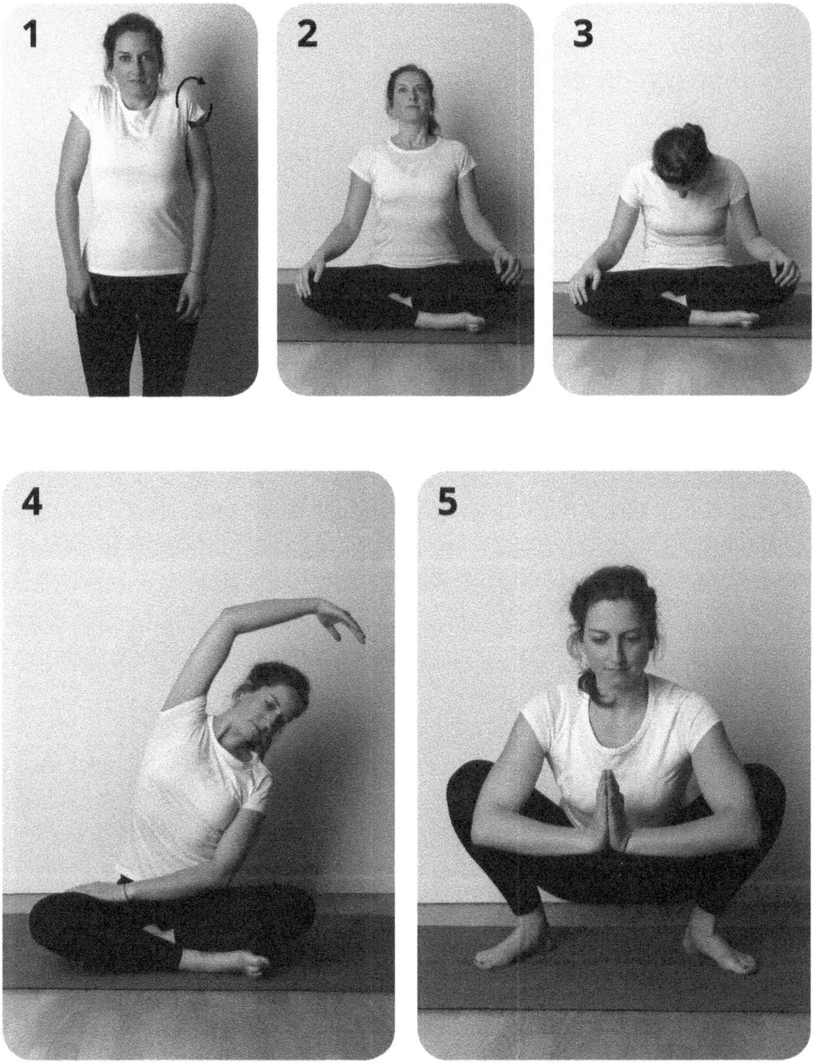
1
2
3
4
5

mung. Bleiben Sie für mindestens acht tiefe Atemzüge. Sollte Ihnen diese Übung aufgrund anderer gesundheitlicher Beschwerden nicht möglich sein, können Sie sich auf einen Stuhl setzen, ein Bein mit beiden Händen zum Bauch heranziehen und dabei richtig tief ein- und ausatmen. Nach acht Atemzügen wechseln Sie dann zum anderen Bein.

5. Nun geht es an die Dehnung der Beinrückseite. Sie können auch hier wieder auf dem Boden sitzen oder aber auf einem Stuhl. Strecken Sie ein Bein nach vorn aus, das Kniegelenk sollte ganz gestreckt sein und der Fuß gerade nach oben zeigen. Richten Sie dann die Wirbelsäule auf und lehnen Sie sich mit geradem Rücken so weit nach vorn, bis Sie ein Ziehen in der Beinrückseite bemerken (siehe Abbildung 6). Bleiben Sie für acht Atemzüge in der Dehnung und wechseln Sie dann die Seiten.
6. Die Rumpfdrehung im Sitzen mit tiefer Atmung regt das Verdauungssystem und das tiefe Lymphsystem des Bauchs an. Stellen Sie dafür einen Fuß über das andere Bein (im Sitzen auf dem Stuhl können Sie die Beine einfach übereinanderschlagen) und drehen Sie sich in dieselbe Richtung nach hinten (siehe Abbildung 7). Stellen Sie also das rechte Bein über das linke, dann drehen Sie den Oberkörper nach rechts hinten und umgekehrt. Achten Sie auf eine aufgerichtete Wirbelsäule und bleiben Sie auch hier wieder für acht tiefe Atemzüge.
7. Gehen Sie für die Cobra in Bauchlage (siehe Abbildung 8). Achten Sie darauf, dass Sie Beine und Po ganz locker liegen lassen. Nehmen Sie die Ellenbogen unter die Schultergelenke und richten Sie dann den Rumpf auf. Schauen Sie gerade nach vorn und atmen Sie auch in dieser Position achtmal tief in den Bauch.
8. Den Abschluss der Aufwärmübungen bildet die Vorwärtsbeuge mit Armen hinter dem Rücken. Stellen Sie sich mit gestreckten Beinen hin und beugen Sie sich mit geradem Rücken so weit nach vorn, dass Sie es gut aushalten können (siehe Abbildung 9). Bringen Sie dann die Hände hinter dem Rücken zusammen und strecken Sie sie soweit wie möglich nach oben zur Decke. Verweilen Sie hier für vier bis sechs tiefe Atemzüge und lösen Sie die Position dann langsam wieder auf.

6

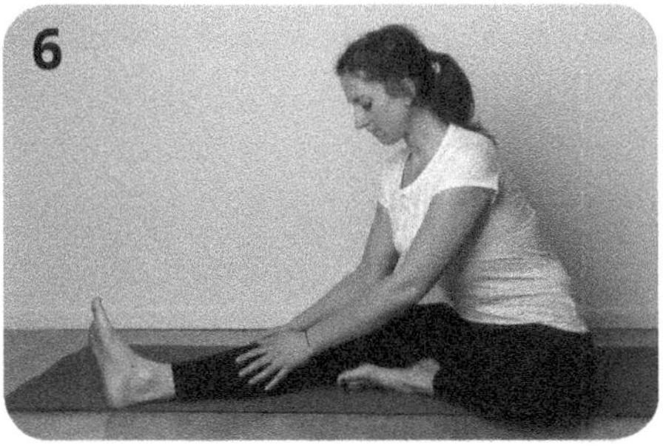

7

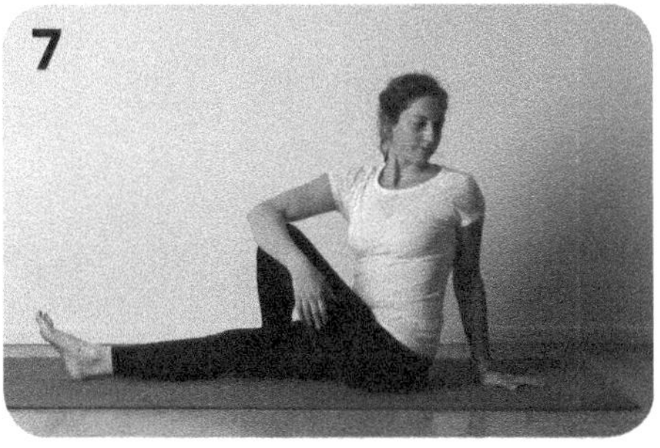

8

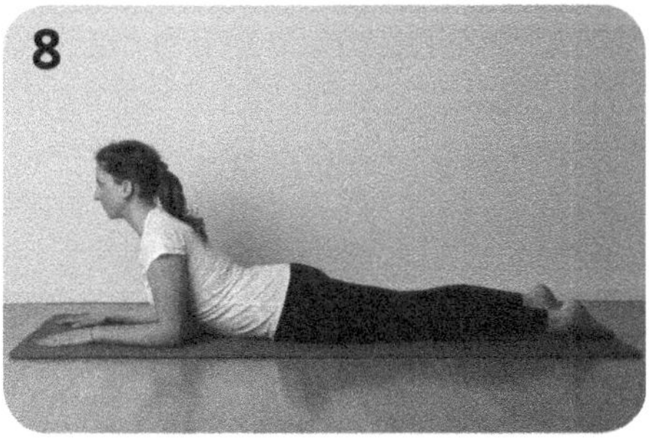

9

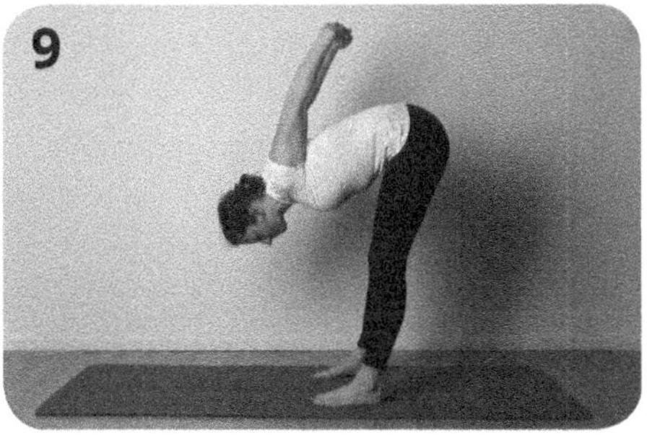

Den Abfluss frei machen – Start an den Venenwinkeln

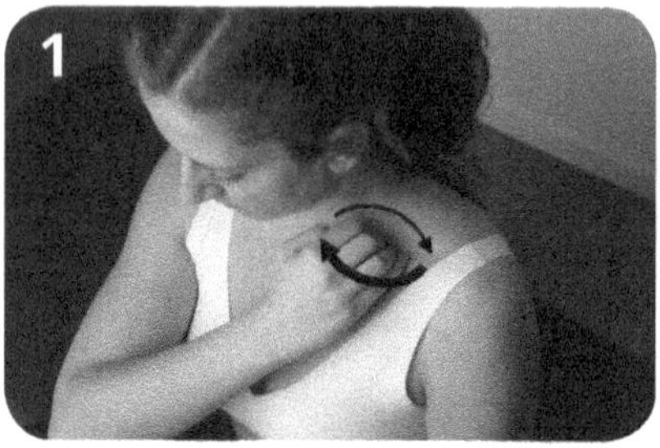

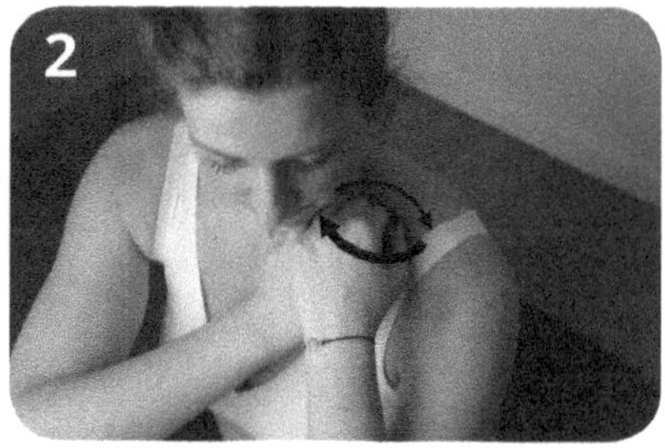

Nachdem Sie nun aufgewärmt sind und Ihr Lymphfluss sich schon allein durch die körperliche Bewegung verbessert hat, können Sie nun mit der Selbstdrainage starten.

Wie schon erwähnt, beginnen wir mit der Drainage dort, wo das Lymphsystem endet, nämlich an den Venenwinkeln in den Schlüsselbeingruben. Dieser Bereich ist eine sensible Stelle des Körpers, und besonders Verspannungen im Nacken können den Abfluss der Lymphe erschweren. Mit den Übungen aus dem Aufwärmprogramm sind Sie an dieser Stelle gut genug vorbereitet, um nun auch mit den Händen das Lymphsystem zu mobilisieren und dafür zu sorgen, dass die mobilisierte Lymphflüssigkeit aus dem ganzen Körper auch während der ganzen Drainage gut abfließen kann.

1. Setzen Sie sich für den Start gerade auf den Boden oder auf einen Stuhl. Richten Sie die Wirbelsäule auf und nehmen Sie die Schulter in eine entspannte Haltung nach hinten und unten. Den Kopf können Sie ganz leicht nach vorn fallen lassen und, wenn Sie möchten, auch ein bisschen zu der Seite drehen, die Sie zuerst aktivieren möchten, das entspannt den Nacken noch besser.
2. Spüren Sie mit den Fingern der rechten Hand das linke Schlüsselbein und tauchen Sie dahinter in die Tiefe (siehe Abbildung 1).

Halten Sie mit den Fingerkuppen Kontakt zum Gewebe und beschreiben Sie einen Kreis, der von der Schulter Richtung Hals führt und auf dem Hinweg etwas Druck nach unten und in Richtung der Mitte des Brustkorbs hat und dann ohne Druck zurückgeführt wird.

3. Wiederholen Sie diese Aktivierung auf jeder Seite zwölfmal und atmen Sie dabei tief und gleichmäßig.

Varianten

Variante 1: Wenn die Spannung in diesem Bereich so groß ist, dass Sie nicht entspannt mit einer Hand arbeiten können, dann legen Sie gern die andere Hand darüber und führen die Bewegung mit beiden Händen aus. Bleiben Sie dabei immer in einem Druckbereich, der für Sie angenehm und schmerzlos ist (siehe Abbildung 2, Seite 64).

Variante 2: Sollten Sie Stauungsproblematiken im Bereich des Kopfs haben, können Sie zusätzlich zur Abflussaktivierung eine Hand flach auf die gegenüberliegende Halsseite auflegen, sodass Sie damit möglichst den ganzen Hals abdecken. Jetzt beschreiben Sie acht bis zwölf stehende Kreise mit der rechten Hand auf der linken Halsseite und umgekehrt (siehe Seite 56). Die Aktivierung der Venenwinkel führen Sie jeweils vor und nach den stehenden Kreisen durch. Wiederholen Sie den Vorgang auf der anderen Seite. Streichen Sie anschließend mit beiden Händen den Nacken aus, vom Hinterkopf bis zu den Schultern und nach vorn vom Kinn bis zum Brustbein.

Den Bauch behandeln

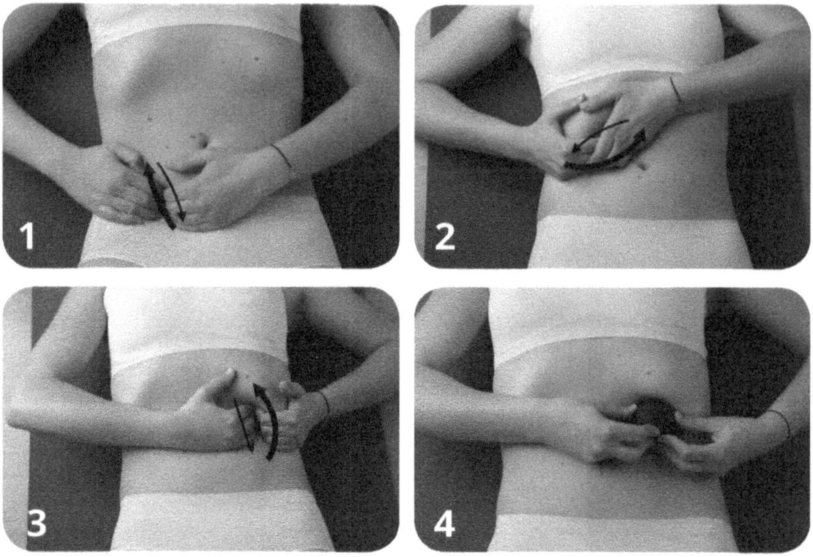

Die tiefe Bauchbehandlung oder Bauchdrainage ist der wichtigste Schritt in der Lymphdrainage. Der Bauch ist der Bereich, in dem die Lymphe am häufigsten ins Stocken gerät. Die meisten Menschen haben bewusste oder unbewusste Probleme mit ihrem Darm, der Verdauung und Spannungen im Bauch. Frauen neigen dazu, den Bauch permanent einzuziehen, und Männer haben häufig einen prall gefüllten und geblähten Bauch. Beides verhindert einen gesunden Lymphdurchfluss und erschwert die Arbeit des Systems. Sollten Sie einmal wenig Zeit haben oder Ihr System im Alltag immer wieder kurz aktivieren wollen, dann sind die Bauchbehandlung zusammen mit der Venenwinkeldrainage und den Atemübungen die Teile der Selbstdrainage, die den größten Effekt auf Ihr System haben.

Bitte beachten Sie für die Bauchbehandlung die beschriebenen Kontraindikationen (siehe Seite 52) und führen Sie die gesamte Behandlung schmerzfrei aus!

1. Legen Sie sich auf den Rücken und sorgen Sie für eine entspannte Bauchdecke, indem Sie sich ein Kissen unter den Kopf legen und die Beine aufstellen oder auf einer gerollten Decke ablegen. Streichen Sie drei- bis viermal mit den Händen im Uhrzeigersinn über den Bauch. Atmen Sie dabei tief und gleichmäßig.
2. Beginnen Sie die Drainage im rechten Unterbauch mit den tiefen Leistenlymphknoten. Nehmen Sie beide Hände und legen Sie die gebeugten Finger mit den Fingernägeln gegeneinander. Die Finger gehen so in die Tiefe des Unterbauchs neben den Beckenkamm (siehe Abbildung 1) und geben Druck in Richtung innen und in Richtung des Bauchnabels, der Rückweg geschieht ohne Druck. Atmen Sie weiterhin tief und wiederholen Sie den Griff zwölfmal. Wechseln Sie danach auf die linke Seite.
3. Nun folgt der Lebergriff. Die Handballen liegen bequem auf dem rechten Rippenbogen auf. Bewegen Sie die Finger zusammen mit den Kleinfingerhandkanten in die Tiefe des Oberbauchs mit Druck Richtung der Mitte des Oberbauchs und gleichzeitig nach oben zum Zwerchfell (siehe Abbildung 2). Es ist hilfreich, diese Oberbauchgriffe durch eine tiefe Atmung zu begleiten. Bei der Einatmung lassen Sie die Hände locker auf dem Bauch liegen, in der Ausatemphase führen Sie den Lebergriff mit dem beschriebenen Druck aus. Auch hier sind zwölf Wiederholungen optimal.
4. Die Aktivierung der Milz erfolgt auf der linken Oberbauchseite. Stellen Sie die Fingernägel gegeneinander und beginnen Sie, mit der Ausatmung tief in den Bauch mit Druck nach innen zur Mitte und nach oben zu arbeiten (siehe Abbildung 3). Bei der Einatmung lassen Sie locker, die Hände liegen entspannt auf dem Bauch.

Variante

Wenn Ihnen bei der Behandlung die Finger wehtun oder Sie aus einem anderen Grund mit den Händen keinen geeigneten Druck aufbauen, können Sie einen Faszienball zur Hilfe nehmen (siehe Abbildung 4). Reihenfolge und Druckrichtung bleiben gleich.

Das Zwerchfell aktivieren

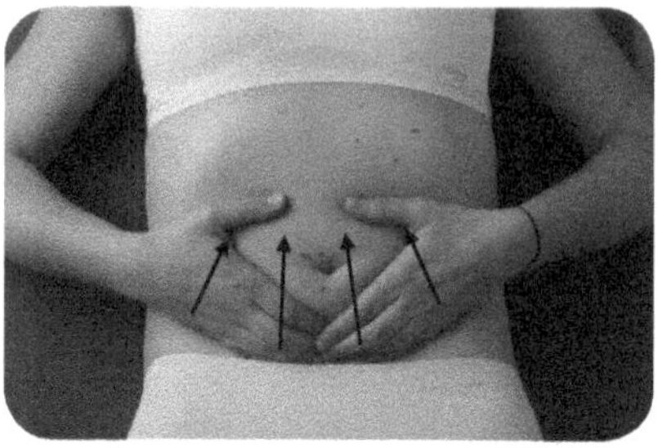

Im Anschluss unterstützen Sie durch bewusste Atmung die natürliche Bewegung des Zwerchfells. Dieser große Atemmuskel, der sich zwischen den Rippenbögen aufspannt, trennt den Brust- vom Bauchraum und sorgt mit seiner Bewegung dafür, dass der Blut- und Lymphfluss unterstützt wird und eine Sogwirkung in den Gefäßen entsteht. Gleichzeitig führt eine vertiefte Atmung zu einer Entspannung des ganzen Körpers, wodurch das Lymphsystem effektiver arbeiten kann. Nutzen Sie also während der gesamten Drainage die Atmung als Motor für das Lymphsystem und aktivieren Sie an dieser Stelle das Zwerchfell ganz bewusst mit den Händen und einer tiefen und kraftvollen Atmung.

1. Legen Sie beide Hände auf den Bauch unterhalb des Bauchnabels, die Daumen liegen oberhalb. Die Kleinfingerhandkanten haken sich leicht ins Gewebe ein.
2. Bei der Einatmung sind die Hände locker und Sie lassen die Luft entspannt in den Bauch fließen. Lassen Sie die Bauchmuskeln locker und arbeiten Sie nur über die Hände. Fehlt Ihnen dafür die Kraft, können Sie sich ein dickes Buch auf den Bauch legen und gegen diesen Druck ein- und ausatmen.
3. Bei der Ausatmung schieben Sie den Bauch mit den Händen etwas nach innen und nach oben. Sie können alles in Ihrem Bauch mitnehmen – stellen Sie sich vor, Sie mobilisieren den Darm komplett mit nach oben in Richtung Brustkorb.
4. Führen Sie diese Atmung acht- bis zwölfmal durch. Atmen Sie dabei wirklich intensiv. Sollte Ihnen schwindelig werden, brechen Sie die Übung ab.

Lymphknoten in Leisten und Achseln aktivieren

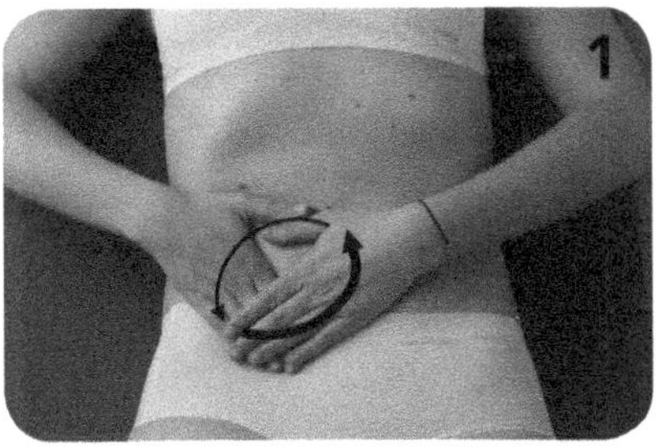

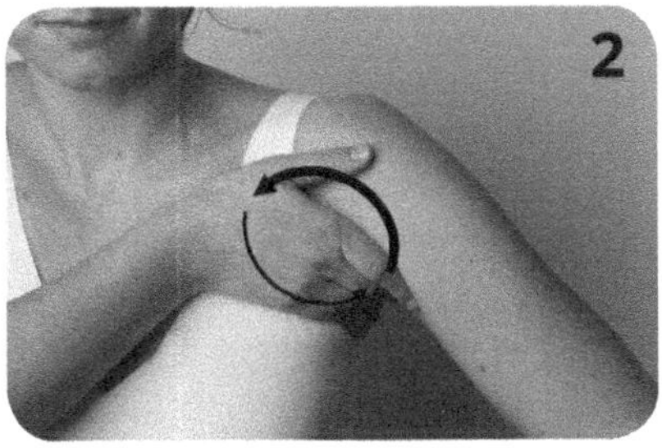

Zur Vorbereitung der Selbstdrainage der Arme und Beine werden die Abflüsse der Extremitäten frei gemacht. Dafür sind die Lymphknotenketten in der Leiste und in den Achseln die wichtigsten Bereiche (siehe Abbildung Seite 13). Sie transportieren den Großteil der Lymphflüssigkeit aus den Armen und den Beinen in den Rumpf.

1. Für die Entleerung der Leistenlymphknoten bleiben Sie auf dem Rücken liegen und legen beide Hände flach auf die rechte Leiste (siehe Abbildung 1). Beschreiben Sie zwölf stehende Kreise (siehe Seite 56) mit etwas Druck in die Mitte des Bauchs. Das hilft den Lymphknoten, sich zu entleeren und nachfließende Lymphe weiterzuleiten. Sie können die Hände nach innen und außen versetzen, damit Sie den gesamten Bereich der Leiste abdecken. Wiederholen Sie die Anwendung auf der linken Seite.
2. Setzen Sie sich auf und stützen Sie einen Arm seitlich am Rumpf ab oder legen ihn auf ein Kissen, damit Sie freien Zugang zu einer Achsel haben. Die Achsellymphknoten befinden sich vor allem in der Achselhöhle und an deren vorderer Kante. Legen Sie die Finger an die hintere Kante der Achsel, den Handballen an die vordere (siehe Abbildung 2). Die kreisförmige Bewegung geht mit Druck nach oben und zum Brustkorb, der Rückweg erfolgt locker und ohne Druck. Zwölf Wiederholungen sind optimal. Denken Sie dabei an die tiefe und entspannte Atmung. Wechseln Sie dann zur anderen Seite.

Die Arme behandeln

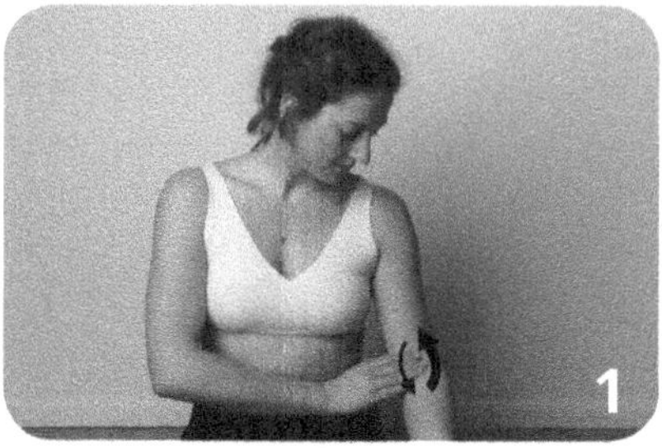

Die Drainage der Arme und im nächsten Schritt der Beine kombiniert bewusst Techniken aus der klassischen Lymphdrainage mit Faszientechniken, um das Gewebe gut und gleichmäßig zu entstauen. Generell brauchen Sie nur die Extremitäten zu entstauen, in denen sich auch Lymphflüssigkeit befindet. Sollten Sie zum Beispiel nur gestaute Flüssigkeit in den Beinen haben, reicht es aus, zunächst nur die Achsellymphknoten zu aktivieren und die im Folgenden beschriebene Armdrainage auszulassen.

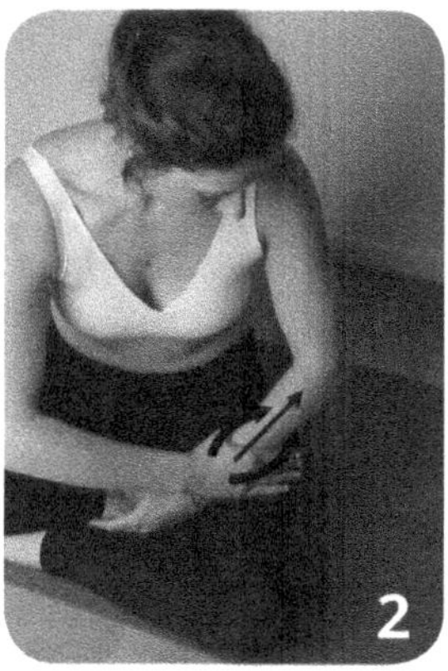

Führen Sie die folgenden Schritte zunächst komplett für einen Arm durch und wechseln Sie erst dann zum anderen Arm.

1. Nun bereiten Sie die Lymphknoten in der Ellenbeuge vor. Legen Sie auch die Hand flach auf und beschreiben Sie stehende Kreise (siehe Seite 56) mit Druck nach oben in Richtung Achsel (siehe Abbildung 1).
2. Im Anschluss daran führen Sie Schöpfgriffe (siehe Seite 56) durch, um die Lymphe zuerst in Bahnen über den Oberarm nach oben zur Achsel zu bewegen und dann von der Hand bis zum Ellenbogen (siehe Abbildung 2). Diese Schöpfgriffe sollten Sie auch immer wieder zwischen den folgenden Faszientechniken anwenden, um die neu mobilisierte Lymphflüssigkeit über den Arm nach oben zu schieben. Ein paar stehende Kreise in der Achsel zwischendurch helfen Ihrem System zusätzlich, die fließende Lymphe weiterzuleiten.

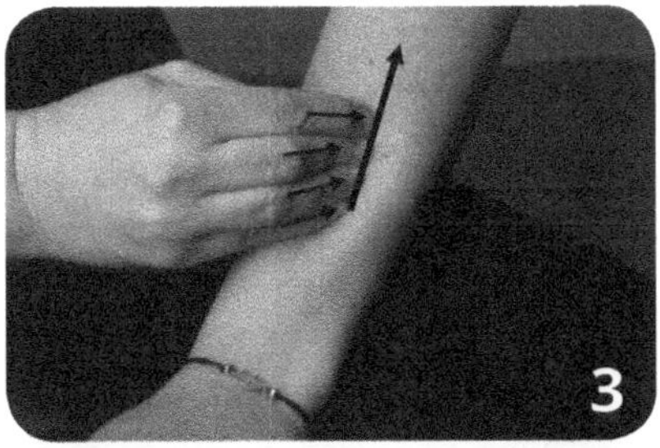

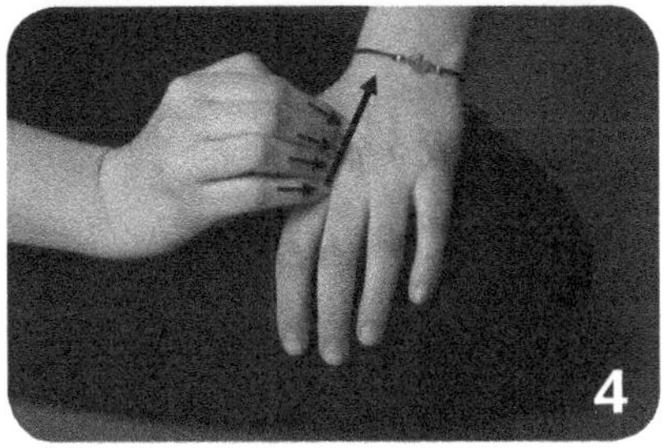

3. Nun folgen tiefe Faszienstriche zuerst am Oberarm, dann am Unterarm (siehe Abbildung 3). Mit den Fingerkuppen nehmen Sie Kontakt zum Gewebe auf und bringen Druck in die Tiefe. Bewegen Sie die Finger in Bahnen über den Arm nach oben. Setzen Sie Stück für Stück weiter oben an und achten Sie darauf, dass Sie alle geschwollenen Bereiche mit einbeziehen. Der Druck darf leicht unangenehm, aber nicht richtig schmerzhaft sein. Sparen Sie die sensiblen Stellen (Ellenbeugen und Achselhöhlen) aus!
4. Führen Sie dann die Drainage der Hand durch. Kümmern Sie sich vor allem um den Handrücken und lockern Sie über Faszienstriche das Gewebe zwischen den Mittelhandknochen. Dafür legen Sie die Hand ab und fahren mit den Fingerkuppen der anderen Hand einen geraden Strich jeweils von den Zwischenräumen der Finger bis zum Handgelenk (siehe Abbildung 4). Dabei befinden sich Ihre Fingerkuppen genau in den Zwischenräumen der Mittelhandknochen und machen den Weg frei, um die Finger und die Hand zu entstauen. Wiederholen Sie pro Zwischenraum achtmal, denken Sie dabei auch an den Bereich zwischen Daumen und Zeigefinger. Sollten Sie das Gefühl haben, dass sich auch Lymphflüssigkeit in der Handinnenfläche staut, legen Sie den Faszienball auf eine harte Unterlage und lassen Sie die Handfläche mehrmals mit Druck darüberrollen.
5. Um den Arm abzuschließen, bearbeiten Sie noch einmal Unter- und Oberarm mit Schöpfgriffen und aktivieren Sie die Lymphknoten in der Ellenbeuge und in der Achsel.
6. Nehmen Sie sich dann den anderen Arm vor.

Die Beine behandeln

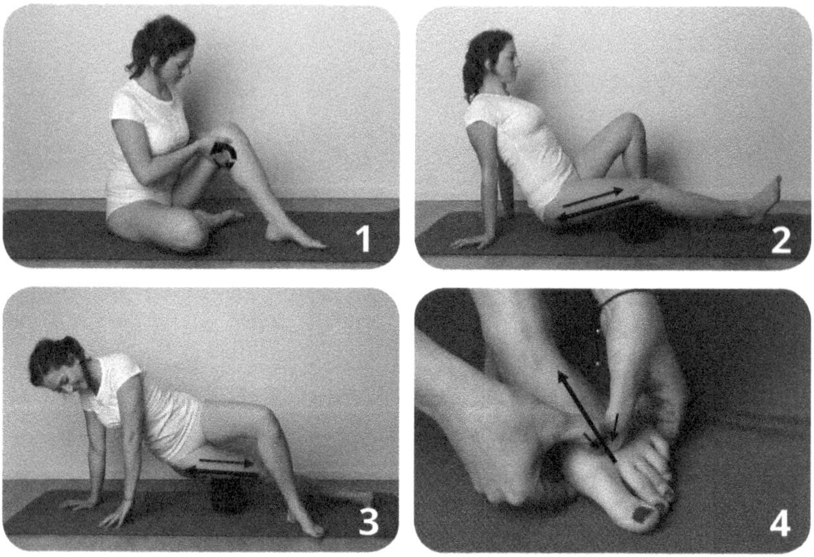

Nun wiederholen Sie das Schema der Armbehandlung an den Beinen. Wieder geht es darum, zuerst die zentralen Lymphknotenketten zu drainieren. Falls Sie in der Zwischenzeit beide Arme behandelt haben und nicht direkt zu den Beinen übergegangen sind, aktivieren Sie ruhig noch einmal die Lymphknoten in der Leiste mit stehenden Kreisen (siehe Seite 56) und wechseln Sie dann direkt zur Kniekehle.

Am Bein ist es etwas schwierig, eine Selbstdrainage mit den Händen auszuführen. Deswegen zeige ich Ihnen alle Techniken mit den Hilfsmitteln Faszienrolle oder Faszienball. Über die Verlagerung des Körpergewichts können Sie selbst steuern, wie intensiv Sie Ihr Gewebe bearbeiten möchten. Sollten Sie zu Beginn gar nicht mit einer Gewichtsverlagerung auf die Faszienrolle arbeiten können, weil es Ihnen wehtut oder Sie nicht beweglich genug sind, können Sie die Faszienrolle wie ein Nudelholz benutzen und sie mit den Händen über das Bein führen. Es gibt extra Faszienrollen, die einen Stab mit dabei haben, sodass man sie gut führen kann. Sie können außerdem einen Stab mit kleineren rotierenden Faszienrollen verwenden, den Sie mit unterschiedlicher Intensität über das Bein rollen können.

1. Arbeiten Sie für die Aktivierung der Kniekehlen am besten mit beiden Händen. Stellen Sie dafür im Sitzen ein Bein leicht angewinkelt auf, sodass Sie mit den Händen bequem an die Kniekehlen heranreichen (siehe Abbildung 1). Wenn es für Ihren Rücken angenehmer ist, können Sie sich auch an einer Wand anlehnen. Aktivieren Sie nun die Kniekehle mit stehenden Kreisen (siehe Seite 56). Die Hand bleibt dabei im Kontakt mit der Haut und Sie erzeugen über die Kreise mit Druck in Richtung Oberschenkel eine Sogwirkung in den Lymphgefäßen des Unterschenkels.
2. Legen Sie sich auf die Matte. Starten Sie in Bauchlage und platzieren Sie die Faszienrolle unter dem Oberschenkel knapp über dem Knie. Beginnen Sie nun mit dem Oberschenkel und rollen Sie ihn von vorn (aus der Bauchlage), hinten (aus der Rückenlage mit aufgestützten Armen, siehe Abbildung 2), außen und innen (seitlich gestützt, siehe Abbildung 3) über die Faszienrolle.
3. Wenn Sie mit dem Oberschenkel fertig sind, aktivieren Sie noch einmal mit vier bis acht stehenden Kreisen Leiste und Kniekehle.
4. Dann fahren Sie mit dem Unterschenkel auf die gleiche Weise fort wie oben beschrieben und rollen sich mit jeder Schenkelseite über die Faszienrolle. Wählen Sie wieder eine Intensität, die Sie gut aushalten können, und achten Sie auf die Druckrichtung zum Knie und die Entlastung auf dem Rückweg der Rolle in Richtung des Fußes. Atmen Sie.
5. Nun wird der Fuß von oben und unten behandelt. Greifen Sie ihn dafür mit beiden Händen und legen Sie die Daumen aneinander (siehe Abbildung 4). Geben Sie Druck ins Gewebe und bewegen Sie sich in geraden Bahnen von den Zehenzwischenräumen bis zum Fußgelenk. Wiederholen Sie dies achtmal pro Bahn. Sparen Sie hier nicht an Intensität. Wenn Sie es mit den Daumen nicht schaffen, den Druck aufzubauen, können Sie auch mit den Fingerkuppen von nur einer Hand arbeiten (siehe Abbildung zur Handdrainage auf Seite 71).

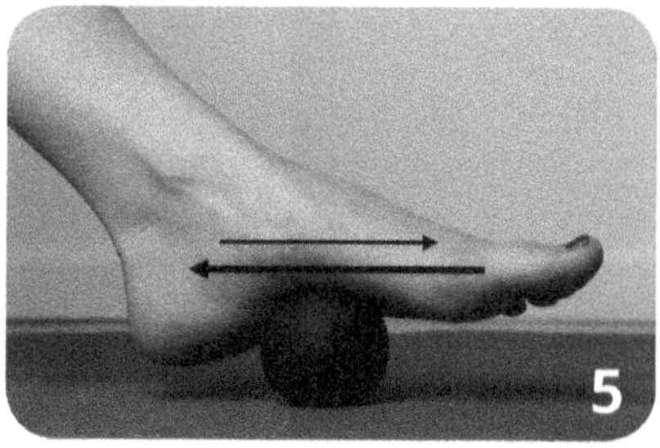

6. Legen Sie nun den Faszienball unter den Fuß und rollen Sie auch hier in Bahnen von den Zehen bis zur Ferse mit Druck und dann ohne Druck zurück (siehe Abbildung 5). Sie können diese Übung im Sitzen durchführen, Sie können sich aber auch hinstellen, um mehr Druck zu erzeugen, wenn Ihnen dies angenehm ist. Wiederholen Sie diesen Vorgang mindestens zwölfmal.
7. Schließen Sie die Beindrainage mit acht bis zwölf stehenden Kreisen in der Kniekehle und Leiste ab.
8. Nehmen Sie sich dann das andere Bein vor.

Die Faszienrolle richtig anwenden

Sie sollten auch mit der Faszienrolle so arbeiten, dass Sie während des Hochrollens zum Rumpf mit Druck arbeiten und zurück mit weniger oder fast ohne Druck. Es ist auch möglich, dass Sie sich auf zwei Hockern abstützen oder Ihre Körperposition anderweitig verändern, um nicht zu viel Druck auf das Gewebe auszuüben. Probieren Sie einfach aus, welche Position Ihnen am besten liegt. Sollten Sie keine Schmerzen haben, nutzen Sie ruhig viel Gewicht und rollen Sie langsam.

Bei starken Schwellungen im Gesäß- und Beckenbereich können Sie auch längere Bahnen vom Oberschenkel bis zum unteren Rücken oder seitlich bis zur Taille fahren, um zusätzlich den Abtransport aus diesen Bereichen zu fördern. Über eine tiefe Atmung in den Bauch unterstützen Sie währenddessen stets den Weitertransport der Lymphe durch den Bauch und bis zu den Venenwinkeln.

Weitere Techniken zur Aktivierung des Lymphflusses

Ich hoffe, Sie haben direkt mitgemacht, Ihre erste Selbstdrainage gut hinter sich gebracht und schon die ersten kleinen oder größeren Erfolge erlebt. Im Folgenden möchte ich Ihnen nun weitere Techniken vorstellen, die Sie nutzen können, um Ihr Lymphsystem anzuregen und die Funktion zu verbessern. Die Techniken stammen aus unterschiedlichen Bereichen der Physiotherapie. Sowohl die Reflexzonentherapie als auch die Dehn- und Bewegungsübungen und die Atemübungen sind Techniken aus dem Werkzeugkasten eines jeden Physiotherapeuten und werden in der Ausbildung gelehrt. Leider treten sie im Alltag und im Praxisstress oft in den Hintergrund, weil ihre Erklärung Zeit kostet und diese in der Lymphdrainagebehandlung einfach knapp ist. Ich möchte mir jetzt die Zeit nehmen, diese verschiedenen Arten der Lymphaktivierung mit Ihnen einmal genauer anzuschauen. Außerdem gebe ich Ihnen auch hier wieder alle wichtigen Informationen an die Hand, damit Sie die Techniken selbst anwenden können.

Reflexzonen des Lymphsystems und ihre Aktivierung

Nahezu überall am Körper gibt es sogenannte Reflexzonen auf der Haut. Die Reflexzonenbehandlung gehört zur Erfahrungsmedizin oder Volksheilkunde, da bis heute noch nicht belegt werden konnte, wie die Zonen auf der Haut mit den inneren Organen und Strukturen in Verbindung stehen. Durch das Ausstreichen und Massieren werden die unterschiedlichen inneren Strukturen ebenfalls stimuliert, besser durchblutet und die Selbstheilungskräfte angeregt. Am bekanntesten sind die Reflexzonen an den Füßen und Händen, es gibt sie aber auch an den Ohren, an Rücken und Bauch.

Erfahrene Therapeuten können anhand der Veränderung in den Reflexzonen auch Rückschlüsse auf den Zustand der zugeordneten Strukturen ziehen und so Hinweise auf eventuelle Probleme des Patienten bekommen. Man kann aber auch beispielsweise bei der Selbstmassage des Fußes merken, dass manche Stellen deutlich schmerzhafter sind als andere. Dies kann eine Störung des zugeordneten Organs oder der Struktur anzeigen.

Ich möchte Ihnen nun einige Reflexzonen vorstellen, die mit dem Lymphsystem in Verbindung stehen und über die Sie es mit sanftem oder auch leicht kräftigem Ausstreichen und kreisenden Massagen anregen können. Nutzen Sie dafür am besten ein gutes Massageöl oder einfach Kokosöl. Streichen Sie die jeweiligen Zonen einfach einige Male aus und wiederholen Sie dies so lange, wie es für Sie angenehm ist. Keine Sorge: Wenn Sie sich nicht auf den Millimeter genau sicher sind, ob Sie die Zone gefunden haben, streichen Sie einfach etwas großflächiger im jeweiligen Bereich in die von mir beschriebene Richtung und Sie erwischen die Zone auf jeden Fall.

Die Reflexzonenbehandlung der Füße können Sie für alle möglichen Indikationen (Heilanzeigen) verwenden, die das Lymphsystem und das Immunsystem betreffen. In den im Folgenden genannten Fällen ist die Behandlung von Reflexzonen jedoch kontraindiziert, also ausdrücklich nicht empfohlen.

Kontraindikationen für die Fußreflexzonenbehandlung

- Fieberhafte Infekte
- Akute Entzündungen des Venen- oder Lymphsystems
- Schwere Herzerkrankungen mit Herzschwäche
- Degenerative (chronisch fortschreitende) Nierenerkrankungen
- Lungenemphysem (Überblähung der Lungenbläschen)
- Starker Bluthochdruck

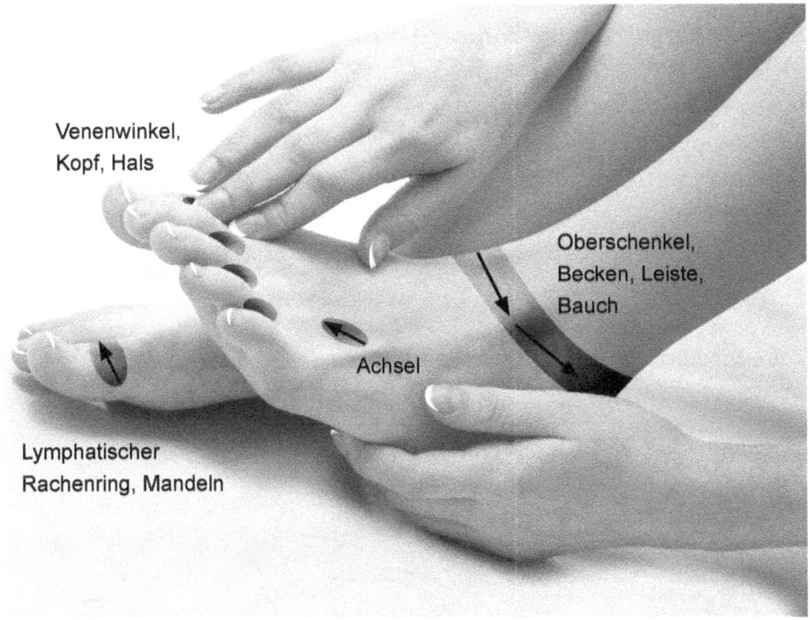

Reflexzonen des Lymphsystems

Zonen zur Aktivierung der Lymphe am Übergang zu den Venenwinkeln und an Kopf und Hals

Die zur Lymphaktivierung am häufigsten verwendeten Zonen sind die »Schwimmheute« zwischen Zehen und Fingern. Zumindest die Häute zwischen den Fingern lassen sich auch immer wieder im Büro, im Zug oder beim Spazierengehen aktivieren. Greifen Sie einfach mit Daumen und Zeigefinger die Haut zwischen den Zehen oder Fingern und streichen sie kräftig von innen nach außen aus. Sie können auch leicht daran ziehen oder kreisende Bewegungen ausführen. Diese Zonen aktivieren die Lymphe am Übergang zu den Venenwinkeln und an Kopf und Hals. Sie können die Zonen an den Füßen auch aktiveren, indem Sie jeden Finger einer Hand in einen Zwischenzehenraum stecken, dadurch die Zehen auseinanderdrücken und dann die Zonen mit sanft kreisenden Bewegungen aktivieren.

Zone zur Aktivierung des lymphatischen Rachenrings und der Mandeln
Die Zone zur Aktivierung des lymphatischen Rachenrings und der Mandeln befindet sich am großen Zeh, und zwar an der Außenkante in Höhe des mittleren Zehengelenks. Streichen Sie von außen quer über den Zeh (Zehenrücken) in Richtung des zweiten Zehs und dann vom selben Ausgangspunkt aus außen am großen Zeh entlang in Richtung Grundgelenk, also in Richtung Fußmitte – immer abwechselnd.

Zone zur Aktivierung des Lymphsystems in der Achsel
Um das Lymphsystem in der Achsel anzuregen, finden Sie die passende Reflexzone auf dem Fußrücken. Verfolgen Sie die von der Schwimmhaut ausgehende Linie zwischen kleinem Zeh und dem vierten Zeh in Richtung Knöchel. Etwa eineinhalb Zentimeter von den Zehengrundgelenken entfernt liegt die kleine Zone, die Sie aus Richtung des Außenknöchels in Richtung Zehen ausstreichen.

Zone zur Aktivierung der Lymphgefäße in Oberschenkel, Becken, Leiste und Bauch
Die Lymphgefäße in Oberschenkel, Becken, Leiste und Bauch erwischen Sie alle über eine große streichende Bewegung um die Fußknöchel. Sie beginnen dabei innen am Unterschenkel und streichen hinter dem Innenknöchel entlang, biegen direkt hinter dem Knöchel nach oben ab und streichen von vorn quer über das Fußgelenk hinüber zum Außenknöchel. Wiederholen Sie diese fließende Bewegung am besten einige Male mit der flachen Hand und mit einer Intensität, die Ihnen guttut.

Dehn- und Faszienübungen

In Kapitel 3 und dort vor allem bei den Aufwärmübungen (siehe Seite 60) finden Sie eine ganze Reihe sehr gut geeigneter Dehn- und Faszienübungen, die Sie auch unabhängig von der Selbstdrainage durchführen können, um den Lymphfluss anzuregen. Sie können die Faszienrolle und den Faszienball am ganzen Körper einsetzen und in einer Intensität, die Ihnen guttut, das Gewebe bearbeiten, lockern und anregen. Achten Sie darauf, dass es gut auszuhalten ist und Sie dabei tief atmen.

Ich empfehle Ihnen, vor der Durchführung von Dehn- und Faszienübungen kurz den Lymphabfluss hinter den Schlüsselbeinen (siehe Seite 64) und im Bauchbereich (siehe Seite 66) zu aktivieren. Dies gewährleistet den Abfluss der in den Übungen mobilisierten Lymphflüssigkeit.

Päckchenübung

Zusätzlich gibt es noch die »Päckchenübung«, die den Lymphfluss im Bauch und Becken sehr gut anregt.

1. Legen Sie sich auf den Rücken und ziehen Sie beide Knie zum Bauch. Mit den Händen umfassen Sie die Beine, entweder um die Scheinbeine oder darunter um die Oberschenkel.
2. Ziehen Sie die Beine so fest wie möglich zum Bauch und atmen Sie nun kräftig in den Bauch ein und aus. So üben die Beine einen Gegendruck auf das Zwerchfell aus. Durch die tiefe Atmung werden die Bauchorgane und das Lymphsystem massiert und angeregt.

Tipp

Diese Übung eignet sich auch hervorragend bei Verstopfung, um den Dickdarm anzuregen und den Einsatz von Medikamenten an dieser Stelle ganz natürlich zu vermeiden.

Entspannungsübung
Eine entspannende Übung für Beine und Becken funktioniert so:

1. Legen Sie sich mit dem Becken möglichst nah vor eine Wand und strecken Sie die Beine lang an der Wand nach oben aus. Dabei können Sie die Knie leicht gebeugt lassen oder strecken, wie es für Sie angenehm ist. Die Beine sollten möglichst entspannt an der Wand liegen. Eventuell ist es noch schöner, wenn Sie sich zusätzlich ein dickes festes Kissen unter das Becken legen.
2. Entspannen Sie bewusst alle Strukturen im Becken und atmen Sie tief ein und aus.

Aktivierung über die Muskulatur

Nichts bringt den Lymphfluss so gut in Schwung wie regelmäßige Bewegung. Die Muskulatur sorgt von innen für den nötigen Druck und Zug zur Aktivierung der Lymphe und des venösen Systems. Vielleicht sind Sie kein großer Sportfan oder es fällt Ihnen aus verschiedenen Gründen eher schwer, sich zu bewegen. Dafür möchte ich Ihnen ein paar ganz einfache Vorschläge an die Hand geben, um sich und Ihr Lymphsystem in Bewegung zu bringen. Am besten suchen Sie sich zwei bis drei Bewegungsarten aus, sodass Sie jeden Tag etwas abwechseln können. Es geht darum, jeden Tag in Bewegung zu kommen und die Freude daran zu behalten.

Schwingen auf dem Minitrampolin
Eine sehr effektive und einfache Übung ist das Schwingen auf einem Minitrampolin. Wenn Sie unsicher sind, sorgen Sie dafür, dass Sie sich beim Schwingen irgendwo sicher festhalten können.

1. Stellen Sie beide Beine etwa hüftbreit oder ein bisschen breiter auf das Trampolin. Beugen Sie leicht die Knie und spannen Sie den Beckenboden und den unteren Bauch etwas an, als müssten Sie dringend auf die Toilette und hielten den Urin zurück. Halten Sie die Wirbelsäule aufrecht.

2. Beginnen Sie zu schwingen. Dabei bleiben die Füße die ganze Zeit mit dem Trampolin in Kontakt (wenn sie abheben, nennt man es nicht mehr schwingen, sondern schon springen – auch nett, aber hier nicht gemeint). Der Vorteil eines Trampolins ist, dass Sie mehrmals am Tag kurze Einheiten von 10 bis 15 Minuten schwingen und so über den Tag verteilt Ihre Lymphe immer wieder anregen können.

Yoga

Eine weitere Möglichkeit ist Yoga. Die Mischung aus Dehnung, Kräftigung und Atemübungen ist perfekt, um das ganze System anzuregen und ins Gleichgewicht zu bringen. Es gibt mittlerweile viele Apps oder YouTube-Kanäle, die gute Anleitungen bieten. Ich empfehle Ihnen jedoch, zuerst einen Yogalehrer aufzusuchen und sich die ersten Schritte genau zeigen zu lassen, damit Sie ein Grundgefühl dafür bekommen, wie Yoga für Sie funktioniert. Anschließend können Sie zu Hause üben und sich dann auch an Onlineangebote wagen. Für den Anfang ist jedoch eine Korrektur und Anleitung vor Ort sehr sinnvoll.

Schwimmen und Wassergymnastik

Schwimmen und Wassergymnastik sind ebenfalls Bewegungsarten, die sich sehr gut eignen, um das Lymphsystem zu aktivieren. Der Wasserdruck wirkt ähnlich wie eine Kompression und das Schwimmen wird von den meisten Betroffenen als sehr angenehm empfunden. Wechseln Sie das Schwimmen mit den anderen Sportarten ab, um sich jeden Tag zu bewegen, aber nicht immer ins Schwimmbad fahren zu müssen. Auch die Teilnahme an Wassergymnastik, Aquajogging- oder Aquacycling-Gruppen ist eine gute Option, wenn Sie Spaß daran haben.

Kontaktsportarten

Kontaktsportarten mit einem höheren Verletzungsrisiko sind nicht empfehlenswert, da eine Verletzung immer mit einer erhöhten lymphpflichtigen Last und damit mit einer weiteren Überlastung des Systems einhergeht. Wenn Sie schon jahrelang dabei sind, üben Sie Ihre Lieblingssportart jedoch gern weiter aus. Sportanfängern rate ich hingegen zu den oben beschriebenen »ruhigeren« Sportarten.

Weitere Bewegungsideen sind Tai Chi, Walking, Nordic-Walking, Pilates, Tanzen, Radfahren, Cross- oder Hometrainer und was Ihnen sonst noch einfällt, um Ihren Körper ausdauernd und mit möglichst großen Bewegungen zu aktivieren.

Physikalische Anwendungen

Physikalische Anwendungen nutzen die physikalischen Kräfte zur Heilbehandlung: Wasser, Wärme, Kälte, die Kraft der Hände, Ultraschall oder Strom. Ich bin ein Fan dieser einfachen und sehr wirkungsvollen Maßnahmen, die Sie ganz einfach durchführen können. Und auch wenn Sie vielleicht denken, dass das nichts für Sie ist, lade ich Sie ein, es einfach einmal auszuprobieren, denn diese Maßnahmen tun einfach gut und beleben den ganzen Körper samt Lymph- und Immunsystem.

Barfußlaufen

Mein erster Tipp, den ich so oft wie möglich selbst anwende, ist das Barfußlaufen über Tauwiesen und im Schnee (so oft sich die Gelegenheit bietet). Begeben Sie sich dafür einfach morgens direkt aus dem Bett barfuß nach draußen auf eine Wiese und gehen Sie eine große Runde mit nackten Füßen über das kalte, nasse Gras. Das sorgt dafür, dass Sie wach werden, die Fußreflexzonen direkt aktivieren und das gesamte Gefäßsystem wunderbar in Schwung bringen. Trocknen Sie anschließend die Füße ab, ziehen Sie Socken an und erwärmen Sie die Füße über Bewegung. Ein netter Nebeneffekt: Sie haben den ganzen Tag warme Füße.

Wechselduschen

Tägliche Wechselduschen helfen zusätzlich, Gefäße und Gewebe zu aktivieren. Nutzen Sie dafür einfach Ihre normale Duschzeit und stellen Sie den Wasserhahn abwechselnd auf warm und kalt, während Sie jeweils einmal den ganzen Körper abduschen. Genießen Sie dabei die vertiefte Atmung und duschen Sie auch Oberkörper, Nacken und Kopf kalt, wenn Sie können oder schon etwas in Übung sind. Ich persönlich dusche zuerst warm und reinige mich dabei, dann drehe ich den Wasserhahn komplett kalt auf und brause erst langsam beide Beine und Becken ab, dann beide Arme und Schultern und zum Schluss Rumpf, Kopf und Achseln. Dabei bleibe ich so lange wie möglich unter dem kalten Wasserstrahl. Anschließend streife ich das Wasser mit den Händen ab, trockne mich ab und bewege mich durch das Badezimmer, um den Körper bei der Wiedererwärmung zu unterstützen. Hören Sie am besten immer mit der kalten Dusche auf, dann ist der Effekt auf das System am größten.

Warme Basenbäder

Zusätzlich können warme Basenbäder unterstützen. Sie entsäuern den Körper und helfen dem Gewebe, sich zu erholen und zu entschlacken. Dafür lassen Sie entweder ein Vollbad in der Badewanne ein oder ein warmes Fußbad in eine Schüssel. Die Temperatur sollte ungefähr 38 Grad betragen (je nach Ihrem Wohlgefühl). Geben Sie ein Basenpulver ins Wasser, zum Beispiel einfachen Backnatron. Auf der Verpackung gibt es meist eine Dosierungsempfehlung, ein pH-Wert von 8,5 bis 9 im Wasser ist perfekt. Basenbad oder Fußbad dürfen gern über 45 Minuten dauern, da erst dann ein messbarer Effekt eintritt. Machen Sie es sich also bequem, stellen Sie sich etwas zum Trinken bereit, sorgen Sie für ein wenig Frischluftzufuhr und nehmen Sie sich etwas zur Beschäftigung oder gute Musik mit. Sie sollten das Basenbad nicht mit anderen Badezusätzen oder ätherischen Ölen kombinieren, das kann die Haut reizen. Wenn Sie etwas Duft im Badezimmer haben möchten, stellen Sie sich einfach eine Duftlampe auf.

Nach dem Bad sollten Sie sich nicht abduschen, sondern einfach trockentupfen und bitte keine Dusch- oder Pflegeprodukte verwenden, damit das Basenbad noch weiterwirken kann. Anschließend sollten Sie Ihrem Körper eine Ruhephase im Liegen gönnen, ähnlich wie nach der Sauna. Vielleicht ist es für Sie deshalb praktisch, das Basenbad abends vor dem Schlafen durchzuführen. Wenn Sie es während des Tags machen, planen Sie insgesamt mindestens zwei bis drei Stunden ein, damit Sie mit Vorbereitung und Nachruhe genügend Zeit haben.

Basische Strümpfe

Eine Alternative zum Basenbad sind basische Strümpfe. Es gibt sie von verschiedenen Herstellern. Sie funktionieren alle nach dem gleichen Prinzip: Der dünne Innenstrumpf wird mit einer basischen Lösung befeuchtet und ausgewrungen. Dann wird er zusammen mit einem trockenen Außenstrumpf angezogen und bei kalten Füßen noch durch eine Wärmflasche ergänzt. So können die Basen auf der Haut zum Beispiel die ganze Nacht wirken. Aus Gründen der Nachhaltigkeit ist es empfehlenswert, auf allzu häufige Vollbäder zu verzichten. Basenstrümpfe sind eine gute und alltagstaugliche Alternative.

Kühlung

Bei akuten Entzündungen oder Schwellungen nach Traumata ist eine Kühlung des betroffenen Bereichs sinnvoll. Dabei sollten Sie aber nur ungefähr fünf Minuten mit einer Kühlkompresse oder einem nassen Handtuch kühlen und dann dem Gewebe eine Kühlpause von ein paar Minuten zukommen lassen. In dieser Pause können Sie den Bereich am besten hochgelagert sanft bewegen. Das verbessert die Durchblutung und sorgt für einen besseren Abtransport des Ödems. Diesen Wechsel wiederholen Sie vier- bis fünfmal, zweimal am Tag. Das Gewebe sollte sich danach zwar kühl, aber nicht eiskalt anfühlen. Eine zu intensive kühlende Behandlung kann eher Gewebsschäden hervorrufen, als die Situation verbessern. Verwenden Sie also zwischen Eispacks oder Eisbeuteln und Haut immer ein

Handtuch oder nehmen Sie einfach nur nasse Tücher, das reicht von der Intensität meist völlig aus.

Atmung

Die Atmung habe ich bereits mehrfach erwähnt, nun wende ich mich ihr noch einmal ausführlich zu, weil sie sehr wichtig ist und viel bewirken kann. Das Zwerchfell bewegt bei Atemübungen alle Organe im Bauch und Brustraum und aktiviert damit auch hervorragend den Lymphfluss im Körperzentrum. Es hat sogar eine Sogwirkung auf das venöse System und auch auf die Lymphgefäße. Mit einer tiefen Atmung können Sie also Ihr System immer wieder zwischendurch aktvieren.

Mit Patienten stelle ich immer wieder fest, dass eine tiefe Atmung mit entspanntem Bauch alles andere als selbstverständlich ist. Gerade Frauen ziehen im Alltag oft den Bauch ein und haben eine viel zu hohe Spannung in diesem Bereich, als dass sich das Zwerchfell nach unten ausdehnen könnte. Die Folge ist eine flache Atmung nur in den Brustkorb oder sogar eine paradoxe Atmung, bei der sich der Bauch bei der Einatmung nach innen zieht. Diese Atemformen verhindern den Fluss im Lymphsystem und haben auch für die Bauchorgane deutliche Nachteile, denn auch sie sind auf die Atembewegung als Anregung der Funktionen angewiesen.

Übung zum »richtigen« Atmen

1. Setzen Sie sich dazu aufrecht hin oder legen Sie sich auf den Rücken und legen Sie beide Hände auf den Bauch.
2. Atmen Sie tief ein und aus. Bei der Einatmung sollte sich die Bauchdecke entspannt (nicht krampfhaft hochgedrückt, sondern entspannt durch die Luft von innen) anheben und bei der Ausatmung wieder senken. Wenn Ihnen das schwerfällt, geben Sie mit den Händen ein bisschen Druck auf den Bauch, damit Sie besser spüren können, wohin die Atmung fließen soll. Manchmal

ist es auch hilfreich, sich ein dickes Buch auf den Bauch zu legen und es mit der Atmung nach oben und unten gleiten zu lassen, ohne die Bauchmuskeln anzuspannen.

3. Wenn das gut klappt, können Sie an der Tiefe und Länge der Atemphasen arbeiten. Beginnen Sie damit, drei Sekunden einzuatmen und sechs Sekunden langsam auszuatmen. Wenn Ihnen das leichtfällt, können Sie auf vier Sekunden einatmen und acht Sekunden ausatmen verlängern. Die Ausatemphase sollte dabei immer länger sein als die Einatmung, da so das Entspannungssystem aktiviert wird. Die Entspannung des Körpers sorgt wiederum für eine bessere Aktivität im Lymphsystem und für eine Erholung des ganzen Körpers vom vielleicht stressigen Alltag.
4. Absolvieren Sie diese Atemübung zwei- bis dreimal täglich und genießen Sie die Entspannung, die durch den ganzen Körper fließt.

Die richtige Ernährung für das Lymphsystem

Ernährung ist bekanntlich ein Thema, an dem sich viele Menschen versuchen und zu dem es viele widersprüchliche Ansätze gibt. Schlaue Menschen behaupten, auch die beste Ernährungsempfehlung sei maximal für 30 Prozent der Menschen das Richtige, für die restlichen 70 Prozent würde sie nicht funktionieren. Ich möchte Sie daher im Folgenden an meinen Erfahrungen mit meinem Körper und mit meinen Patienten und Klienten teilhaben lassen. Mir erscheint diese Form der Ernährung mit der richtigen Flüssigkeitsversorgung und einigen ausgesuchten Heilkräutern äußerst sinnvoll, um den Organismus dabei zu unterstützen, gesund und leistungsfähig zu sein – nicht nur in Bezug auf das Lymphsystem.

Basenüberschüssige Ernährung

In der westlichen Ernährung mit vielen verarbeiteten Fertigprodukten, schnellem Essen, viel Fleisch und Sättigungsbeilagen und wenig frischem Obst und Gemüse wird der menschliche Körper mit allerhand sauren Stoffwechselrückständen belastet. Die meisten Teile unseres Körpers haben jedoch ein basisches Milieu, das heißt, ihr pH-Wert liegt über sieben. Dazu gehören zum Beispiel das Blut, die Lymphe, das Bindegewebe, Teile des Darms und noch ein paar weitere. Magen, Dickdarm und beispielsweise die Scheide sollten hingegen ein saures Milieu haben. Diese unterschiedlichen pH-Werte gleicht der Körper ständig aus und bemüht sich um ein optimales Milieu in jedem Bereich.

Essen wir unbewusst säurebildende Lebensmittel, dann muss unser Körper deutlich mehr Kräfte mobilisieren, um das Gleichgewicht, den Säure-Basen-Haushalt, wiederherzustellen. Eine Übersäuerung im Körper meint nicht, dass zum Beispiel das Blut auf einmal einen sauren pH-Wert hat, das wäre eine akut lebensbedrohliche Situation für den Körper. Der Körper tut alles dafür, den Blut-pH-Wert im Optimum zu halten, und entzieht dadurch den anderen Teilen des Körpers Basen, sodass zum Beispiel Lymphe und Bindegewebe saurer werden. Der Magen reagiert mit zu viel Magensäureproduktion und Scheiden- und Dickdarmmilieu verlieren ihre Säuren und werden damit zu einem optimalen Nährboden für Pilze und Bakterien, die dort normalerweise keinen Platz haben. Diese chronische Übersäuerung, die ernährungs- oder auch stressbedingt entstehen kann, sorgt also für ein Ungleichgewicht im Körper und begünstigt damit Krankheiten und eben auch eine Dysfunktion des Lymphsystems.

Diese Verschiebung und der Ausgleich der Säure werden im Körper mit Puffersubstanzen geschaffen. Einige dieser Puffersubstanzen sind lebenswichtige Mineralstoffe, die der Körper benötigt, um gesunde Zellen für Haut, Haare, Knochen, Nägel und alle anderen

Organe zu bauen. Dazu gehören zum Beispiel Kalzium, Kalium und Magnesium.

Isst man eine Salamipizza, die in der Hauptsache aus Mehl, Käse, Tomatensoße und Salami besteht, dann sind all diese Zutaten extrem säurebildend und der Körper muss diese Säuren zuerst neutralisieren. Dafür benötigt er die Puffersubstanzen und Mineralstoffe. Da Pizza allerdings längst nicht so viele Mineralstoffe enthält, wie zu ihrer Neutralisierung benötigt wird, muss der Körper diese Mineralstoffe an andere Stelle »klauen«. Sie stehen dann nicht mehr für die Vielzahl an anderen lebenswichtigen Prozessen zur Verfügung. Dies wäre kein Problem, wenn die Salamipizza im Speiseplan ein Einzelfall wäre. Leider ist es im Gegenteil so, dass viele unserer Getränke und Mahlzeiten den gleichen Raubbau an unserem Körper verursachen und damit nicht nur den Säure-Basen-Haushalt schädigen, sondern auch zu einem akuten Mineralstoffmangel führen können.

Gleichzeitig führt eine chronische Übersäuerung zu Übergewicht und Wassereinlagerungen, denn nichts eignet sich besser, um Säuren und Schlacken einzulagern, als viele Fettzellen und Ödeme im Gewebe. Eine Nebenwirkung der basischen Ernährung kann also sein, dass der Körper überschüssige Kilos (Fett und Wasser) einfach abwirft.

Eine basenüberschüssige Ernährung unterstützt deshalb den Körper sehr in seiner Bemühung, das Säure-Basen-Gleichgewicht im Körper aufrechtzuerhalten und damit alle Körperfunktionen zu stärken. Sie schafft ein Milieu, in dem sich solche Mikroorganismen wohlfühlen, die dem Körper dienen, und in dem andere Bakterien und Pilze einfach zugrunde gehen. Säuren und Schlacken können ausgeschieden werden, das Lymphsystem kann seine Arbeit tun und das im Gewebe gebundene Wasser kann besser abtransportiert werden. Gleichzeitig wird der Körper mit essenziellen Mineralien und Spurenelementen versorgt.

Es gibt viele Tabellen von sauren und basenbildenden Lebensmitteln im Internet. Leider sind viele davon nicht für eine gesunde basische Ernährung zu verwenden, da die wissenschaftlichen Untersuchungen meistens darauf beruhen, dass ein Lebensmittel verbrannt wird und dann die übrig gebliebene Asche daraufhin untersucht wird, ob sie basisch oder eher sauer ist. Diese Art und Weise, die Verstoffwechselung in unserem Körper nachzustellen, missachtet die Komplexität des Verdauungsprozesses und vereinfacht diesen so stark, dass die Ergebnisse einfach falsch sind.

Im Gegensatz dazu gibt es säurebildende Lebensmittel, die nicht etwa sauer schmecken, »sauer« bezeichnet nur die Wirkung im Organismus.

Eigenschaften basischer Lebensmittel

Basische Lebensmittel

- enthalten viele basische Mineralien und Spurenelemente wie Kalzium, Magnesium, Kalium und Eisen,
- regen den Körper an, basische Körpersäfte zu bilden,
- haben wenig säurebildende Aminosäuren,
- hinterlassen bei ihrer Verstoffwechselung keine sauren Schlacken,
- enthalten Stoffe, die den Körper vitalisieren und ihm beim Entgiften helfen (sekundäre Pflanzenstoffe, Vitamine, Chlorophyll und Antioxidantien),
- fördern die Darmgesundheit und stabilisieren die gesunden Darmbakterien,
- wirken eher entzündungshemmend aufgrund der richtigen Fettsäuren, sekundären Pflanzenstoffe und Antioxidantien,
- haben einen hohen Wassergehalt.

Eigenschaften säurebildender Lebensmittel

Säurebildende Lebensmittel

- sind reich an sauer wirkenden Mineralien und Spurenelementen wie Jod, Chlor, Schwefel oder Phosphor,
- wie zum Beispiel Koffein, Zucker, Alkohol oder auch künstlich hergestellte Lebensmittelzusätze enthalten viele Stoffe, bei deren Verstoffwechselung Schlacken im Körper entstehen,
- haben viele säurebildende Aminosäuren,
- enthalten keine oder sehr wenige Vitalstoffe, sekundäre Pflanzenstoffe, Antioxidantien und ähnliche Stoffe,
- enthalten oft wenig Wasser und verhindern damit eine Ausscheidung der entstanden Schlackenstoffe über die Niere,
- begünstigen Entzündungen durch den hohen Gehalt an entzündungsfördernden Fettsäuren und Zusätzen,
- fördern und füttern die schädlichen Bakterien und schädigen so die Darmflora. Toxinbildner und Schlacken belasten den Körper noch zusätzlich zur Übersäuerung!

Auf Seite 103 finden Sie eine Liste mit den gängigsten Lebensmitteln, die im Körper basisch oder sauer verstoffwechselt werden, damit Sie eine grobe Vorstellung davon haben, was Sie essen sollten. Eine rein basische Ernährung mit 100 Prozent basisch wirkenden Lebensmitteln empfehle ich Ihnen eher als Kur oder zur Entgiftung, Entschlackung und zur Darmreinigung. Für eine Ernährungsumstellung im Sinne der Gesundheit und um das Lymphsystem so gut wie möglich zu unterstützen und gleichzeitig den Körper auch mit Lebensmitteln zu versorgen, die zwar sauer verstoffwechselt werden, aber eine hohe Nähr- und Vitalstoffdichte haben, eignet sich die basenüberschüssige Ernährung.

Um gute Erfolge zu erzielen, gilt es allerdings, die schlechten Säurebildner wirklich konsequent zu meiden. Das bedeutet vor allem, auf Zucker und Süßstoffe, Alkohol, Teig- und Backwaren, Weizen und andere Getreidesorten, die viel Gluten enthalten, sowie stark verarbeitete Fertigprodukte (inklusive Fast Food) komplett zu verzichten. Vielleicht scheint das jetzt eine unüberwindbare Hürde für Sie zu sein. Ich lade Sie trotzdem herzlich ein, die basenüberschüssige Ernährung vier Wochen lang ohne Ausnahmen durchzuziehen und zu spüren, wie wundervoll sie auf Ihren Körper wirkt. Die Unterschiede im Gewebe werden Sie selbst an sich bemerken und auch andere werden es Ihnen ansehen. Ebenso werden sich Ihre Tatkraft und Lebensfreude steigern und das trägt ebenfalls zu Ihrer Gesundheit bei.

Es ist sinnvoll, diese neue Ernährungsform für vier Wochen konsequent und ohne Ausnahme durchzuführen und zu schauen, wie gut sie Ihnen tut. Nach vier Wochen sind Anpassungen, Modifizierungen und ein Ausprobieren gut und erwünscht, damit sie sich individuell nach Ihren Bedürfnissen richten können.

Wenn Sie sich entscheiden, diese Ernährungsform auszuprobieren, und bisher ganz »normal« gegessen haben, dann machen Sie sich auf einige Entzugserscheinungen Ihres Körpers gefasst. Denn Zucker, Auszugsmehle und auch tierische Produkte können von Ihrem System schmerzlich vermisst werden und Ihr Körper kann sich unter Umständen schwach und zittrig und Sie sich übellaunig fühlen. Auch Kopfschmerzen, Blähungen und Stimmungsschwankungen sind nicht selten. Es ist eben ein Entzug. Bleiben Sie trotzdem dran und essen Sie viel Gemüse und Obst, trinken Sie ausreichend Wasser. Der »Schmerz» der ersten Tage lohnt sich – Sie werden nach einer Woche schon ein deutlich besseres Körpergefühl haben.

Wasser als Getränk

Viele Menschen kommen auf die Idee, dass sie weniger trinken sollten, wenn sie an Ödemen und Wasseransammlungen im Körper leiden. Bitte tun Sie das nicht! Ihr Körper benötigt ausreichend Wasser, um alle Organe und Körperzellen zu versorgen. Wenn Sie zu wenig trinken, dann sorgen Sie dafür, dass die Konzentration der Eiweiße und Schlacken der Gewebsflüssigkeit immer höher und in der Folge noch mehr Wasser aus anderen Organen entzogen wird. Dann trocknen Sie innerlich aus, obwohl Sie Wassereinlagerungen im Gewebe haben.

Für die optimale Funktion Ihre Lymphsystems sollten Sie viel trinken – und zwar Wasser ohne Kohlensäure und ohne irgendwelche Zusätze. Egal, was im Wasser enthalten ist – selbst wenn es »nur ein bisschen Geschmack« ist: Diese Zusätze verändern das Wasser und seine Wirkung bei der Reinigung des Körpers und beim Transport von Stoffen, die aus dem Körper herausgebracht werden sollen. Alle anderen Flüssigkeiten wie Kaffee, Tee, Milch, Limonade und Säfte können Wasser nicht ersetzen.

Sie sollten täglich mindestens 30 Milliliter Wasser pro Kilogramm Körpergewicht zu sich nehmen. Bei einem Gewicht von 80 Kilogramm sind das 2,4 Liter Wasser pro Tag. Trinken Sie das Wasser in Viertel- oder Halbliterportionen über den Tag verteilt und warten Sie nicht, bis Ihr Körper so viel leidet, dass er Ihnen ein Durstgefühl schickt. Bei Ihrem Auto warten Sie ja auch nicht mit dem Tanken, bis es komplett leergelaufen auf dem Seitenstreifen steht. Achten Sie darauf, dass Sie Ihren Körper rechtzeitig mit gutem Wasser versorgen.

Im Zusammenspiel mit Wasser ist Salz wichtig. Oft wird auch hier gesagt, dass Sie bei Ödemen möglichst salzarm essen sollten. Dies ist auch richtig, wenn Ödeme durch ein geschwächtes Herz entstehen. Im Falle des Lymphsystems ist es aber wichtig, ausreichend Salz aufzunehmen, damit der Körper das Wasser ohne Probleme zwischen dem Zwischenzellraum, den Zellen und den Blutgefäßen hin- und herschieben kann. Um Ihren Körper gut zu versorgen, brauchen Sie täglich einen halben Teelöffel (drei bis vier Gramm) Salz. Sparen Sie also nicht allzu sehr an diesem wichtigen Lebensmittel und verwenden Sie gern Steinsalz und nicht das aus den sehr schmutzigen Weltmeeren gewonnene Meersalz.

Unterstützung aus der Kräuterheilkunde

Es gibt in der Pflanzenwelt einige Heilkräuter, die das Lymphsystem aktivieren, das Immunsystem stärken und Wassereinlagerungen vorbeugen. Im Gegensatz zu entwässernden Medikamenten haben Pflanzen den Vorteil, dass sie neue Mineralien in den Körper bringen und neben ihrer Hauptwirkung lymphaktivierende, immunstärkende, durchblutungsfördernde und entzündungshemmende Eigenschaften haben. Ich möchte Ihnen im Folgenden einige Pflanzen vorstellen, aus denen Sie Tees und Aufgüsse zubereiten und so Ihren Körper unterstützen können. Auch wenn es sich hier »nur« um Pflanzen handelt, achten Sie gut auf sich und die Reaktionen Ihres Körpers. Wenn Sie Hilfe und Beratung bei der Anwendung brauchen, wenden Sie sich am besten an Ihren Arzt, Heilpraktiker oder Apotheker. Sollten Sie andere Grunderkrankungen haben, insbesondere Herz- oder Nierenerkrankungen, oder Medikamente nehmen, sprechen Sie unbedingt vorher mit Ihrem Arzt, ob diese Pflanzen für Sie geeignet sind, auch in Bezug auf eventuelle Wechselwirkungen mit Ihren Medikamenten.

Birkenblätter

Die Blätter der weißen Birke (*Betula pendula*) wirken entwässernd und entzündungshemmend. In Teeform werden sie gern bei Ödemen und zum Durchspülen der Harnwege verwendet. Zwei Gramm getrocknete Birkenblätter oder eine Handvoll frische Blätter gehackt können Sie mit kochendem Wasser übergießen und dann zehn Minuten ziehen lassen. Jede Tasse sollte möglichst frisch aufgebrüht werden. Über den Tag verteilt können Sie bis zu vier Tassen Birkenblättertee trinken.

Ackerschachtelhalm

Der Ackerschachtelhalm, auch Zinnkraut genannt, steigert die Entwässerung und enthält gleichzeitig eine hohe Menge an Silizium. Dies stärkt und erhöht die Flexibilität aller Gefäßwände und wirkt Ödemen auch langfristig entgegen. Um in den Genuss der Wirkung des

Siliziums aus dem Ackerschachtelhalm zu kommen, ist eine besondere Zubereitung notwendig. Weichen Sie dazu den Ackerschachtelhalm über Nacht ein (mindestens zwölf Stunden) und kochen Sie ihn dann für 10 bis 30 Minuten. Sie können gleich mehrere Liter kochen und über einen Zeitraum von zwei Wochen über den Tag verteilt je einen Liter Tee trinken.

Löwenzahn

Löwenzahn ist ein hervorragendes Heilkraut für den ganzen Körper, insbesondere für das Bindegewebe, die Leber und die Nieren. Er ist bekannt für seine harntreibende und blutreinigende Wirkung. Zur Ausleitung, Entgiftung und Reinigung ist eine Kur von zwei Wochen ein idealer Zeitraum. Für den Tee werden am besten die Wurzeln des Löwenzahns verwendet, da dort die Konzentration der Wirkstoffe höher ist als in den Blättern. Für die Zubereitung weichen Sie pro Tasse zwei Teelöffel getrocknete Wurzeln über Nacht ein. Am nächsten Tag kochen Sie die Flüssigkeit mit den Wurzeln nur kurz auf und entfernen dann die Wurzeln. Über den Tag verteilt können Sie einen bis eineinhalb Löwenzahntee trinken.

Steinklee

Der Steinklee erhöht die Widerstandskraft der Gefäße und wirkt der Kapillardurchlässigkeit entgegen. Er findet bei schweren, geschwollenen Beinen, Venenentzündungen, aber auch bei Lipödem und Lymphstau Anwendung. Der enthaltene Stoff Cumarin verbessert die Durchblutung im ganzen Körper und verhindert gleichzeitig die Entstehung von Ödemen. Für den Tee sollten Sie acht Teelöffel der kleingeschnittenen frischen oder getrockneten Pflanze mit einem Liter kochendem Wasser übergießen und zehn Minuten ziehen lassen. Dann den Steinklee entfernen und den Tee über den Tag verteilt trinken. Bitte trinken Sie hiervon nicht mehr als einen Liter am Tag, um das Cumarin nicht überzudosieren.

Teemischungen
Sie können sich in der Apotheke auch verschiedene Pflanzen als Teemischung zubereiten lassen. Hierfür eignen sich Eberraute und Kletten-Labkraut, die die Lymphgefäße reinigen und den Lymphfluss anregen sowie das Immunsystem stärken. Entscheiden Sie sich am besten für ein Heilkraut oder eine bestimmte Mischung und verwenden Sie nicht mehrere Heilpflanzen in voller Dosierung. Ein achtsamer Umgang mit dem Körper ist auch hier wieder essenziell.

Hilfe aus dem Darm

Ganz zum Schluss habe ich noch mein Lieblingsthema für Sie. Der Darm ist das Zentrum des Körpers. Hier sitzen Immunsystem und Energielieferanten. Der Darm kann zu richtig guter Gesundheit verhelfen, gleichzeitig aber auch dafür sorgen, dass Energie und Abwehrkraft fehlen. Der Darm ist darüber hinaus sensibel für Emotionen und sagt uns genau, was für uns richtig ist und was nicht. Dem Bauchgefühl dürfen wir vertrauen.

Für das Lymphsystem kommt dem Darm ebenfalls eine Schlüsselrolle zu. Schon in Kapitel 1 (siehe Seite 21) habe ich beschrieben, wie wichtig dieser Teil des Systems für die Gesamtgesundheit ist. Es ist nicht möglich, den Darm zu übergehen, wenn Sie einen gesunden Körper oder ein gesundes Lymphsystem haben möchten. Das Wichtigste für den Darm ist natürlich die Ernährung. Es sollte Ihnen klar sein, dass es das Wunderwerk Körper bei industriell verarbeiteter Nahrung einfach schwerer hat, daraus Baustoffe für einen gesunden Körper zu bauen. Zusätzlich darf das Organ Darm dann alles Mögliche tun, um die Abfallstoffe, Giftstoffe und ungesunden Dinge wieder aus dem Körper zu transportieren, sich selbst zu reinigen, Zellen zu heilen und irgendwie das innere Gleichgewicht zu halten.

Ein gesunder, ausgeglichener Darm mit vielen guten Bakterien-Helfern und einem stabilen Immunsystem ist ein Segen für Ihr Lymphsystem und für Ihren Körper. Mit vielen meiner Klienten beginne ich damit, den Darm zu stabilisieren, um eine Grundlage für Gesundheit auf körperlicher Ebene zu schaffen. Daür gibt es zwei Wege: Zum einen ist es möglich, den Darm unspezifisch zu unterstützen, mit Ballaststoen, Vitalstoffen und guten Bakterien. Zum anderen ist es möglich, zuerst über einen Stuhltest herauszufinden, wie der Zustand des Mikrobioms (das sind die im Körper lebenden Bakterien) ist, und dann ganz gezielt Probiotika, eine gezielte Ernährung und andere Maßnahmen einzuleiten, um die Darmgesundheit herzustellen.

Zusammenfassung und Abschluss

Vielen Dank für Ihr Vertrauen und dafür, dass Sie bis hierhin mitgelesen haben und sich schon die ersten Dinge ausgesucht haben, die Sie für sich umsetzen und ausprobieren möchten. Es ist tatsächlich nicht gerade sinnvoll, alles auf einmal anzugehen und sein ganzes Leben auf den Kopf zu stellen, auch wenn Sie vielleicht gerade eine riesige Portion Motivation haben. Überfordern Sie sich bitte nicht. Starten Sie mit einer Sache und integrieren Sie sie in Ihr Leben, dann nehmen Sie sich nach zwei bis drei Wochen den nächsten Tipp vor und setzen ihn für sich um – in kleineren Schritten und dafür nachhaltig.

Gleichzeitig hier noch einmal die Bitte: Probieren Sie die Methoden und Selbsttherapien ein paar Wochen lang konsequent aus und entscheiden Sie erst dann, ob sie Ihnen helfen oder nicht. Zauber und Wunderheilungen sind selten, auch wenn ich sie Ihnen von Herzen wünsche!

Vielleicht möchten Sie ein paar Vorher-Fotos machen und Ihre aktuellen Umfänge messen, um jede Woche einmal zu dokumentieren und Ihre Erfolge zu feiern – und in Fällen von Frustration eine Motivation zu haben, einfach weiterzumachen. Ich persönlich freue mich schon auf Ihre Erfolgsgeschichte, die mich irgendwann per E-Mail oder Post erreicht.

Eine zweite Sache habe ich noch, vor der ich Sie bewahren möchte. Es gibt den schönen Satz: »Work in silence and let success be your noise«, also »Arbeite im Stillen und lass deinen Erfolg für dich sprechen«. Versuchen Sie also nicht direkt nach dem Zuklappen dieses Buchs, all Ihre Freunde und Ihre Familie auf Ihre Seite zu ziehen und sie dazu zu bewegen, nun auch ihre Ernährung, ihr Bewegungsverhalten und ihr ganzes Leben umzustellen. Sie würden auf Widerstand stoßen. Die beste Variante lautet, dass Sie den Entschluss fassen und einfach beginnen, für Ihre Gesundheit zu arbeiten. Ihr Erfolg wird für Sie sprechen, und wenn Sie dann gefragt werden, wie Sie das gemacht haben, können Sie Ihre Erfahrungen einfach weitergeben.

Nun kommen wir zum wichtigsten Punkt des Buchs: Sie dürfen jetzt die Entscheidung treffen, gesund zu werden. Sie dürfen die Entscheidung treffen, ab heute mit Ihrem Körper zusammenzuarbeiten und sich in allen möglichen Situationen für Ihre Gesundheit zu entscheiden. Sie haben beschlossen, keinen Zucker mehr zu essen, und Ihre Arbeitskollegin bringt zum Geburtstag Kuchen mit? Sie entscheiden sich in diesem Moment nicht persönlich gegen sie oder ihre liebevolle Intention, sondern für Ihre Gesundheit! Es ist wichtig, diesen Gedanken in Ihrem Kopf zu verändern, denn wir haben häufig die Tendenz, es allen anderen recht zu machen und dabei uns selbst zurückzustellen. Da Sie aber nur diesen einen Körper und diese eine Gesundheit haben, sind wir uns einig, dass diese beiden Dinge an erster Stelle stehen dürfen und sollten.

Deswegen bitte ich Sie, an dieser Stelle einen Zettel und einen Stift zu holen und sich Ihr Commitment zu notieren. Commitment bedeutet so viel wie Selbstverpflichtung. Das heißt, Sie schreiben nun auf Ihren Zettel das heutige Datum und einen Text, der wie folgt lauten könnte:

Ich verpflichte mich, ab heute liebevoll und achtsam auf meinen Körper zu schauen. Ich weiß, was für mich gut ist und was ich brauche, um möglichst gesund zu leben. Deswegen mache ich es mir jeden Tag wieder zur Aufgabe, mir und meiner Gesundheit so gut wie möglich zu dienen. Ich habe verstanden, dass ich die wichtigste Person bin, die mir helfen kann, gesund zu werden. Ich werde ab heute darauf achten, mich ausreichend zu bewegen, meinem Körper frische, vitalstoffreiche Nahrung und gutes Wasser zur Verfügung zu stellen und mir ausreichend Pausen und Ruhe zu gönnen. Ich mache mich heute auf meinen persönlichen Gesundheitsweg!

Darunter setzen Sie Ihre Unterschrift und legen den Zettel so ab, dass Sie ab und an darüberstolpern.

Mit dieser Selbstverpflichtung übernehmen Sie die volle Verantwortung für sich und Ihre Gesundheit. Eingangs habe ich schon geschrieben, dass Sie niemand von außen gesund machen kann. Gesundheit ist nicht so, wie ein Auto in der Werkstatt zu reparieren, denn auch wenn die Schulmedizin den menschlichen Körper oft sehr mechanisch betrachtet, ist Ihr Körper keine Maschine. Sie sind keine Maschine, Sie sind ein Wunderwerk. Ihr Herz schlägt über 100 000-mal pro Tag für Sie, ohne dass Sie darüber nachdenken müssen. Wenn Sie Ihre Reflexzonen massieren, aktivieren Sie Organe, auch wenn bis heute die Verbindung nicht komplett nachgewiesen ist. Einem Balletttänzer ist es gemäß den vorhandenen, erforschten Kapazitäten des Nervensystems theoretisch auch nicht möglich, diese präzisen Bewegungen von der Fußspitze bis zum Scheitel auszuführen.

Die Kommunikation der Strukturen untereinander läuft auf einer ganz anderen Ebene – auf einer Ebene der Energie, die es gibt, die aber noch nicht komplett erforscht ist. Trotzdem ist sie da, und das macht den großen Unterschied zu einem Auto aus. Sie können dies für sich nutzen, indem Sie auch mit dieser Ebene arbeiten und sich ein paar Gedanken rund um Ihren gesundheitlichen Zustand machen:

- Wann ist mein Problem das erste Mal aufgetreten? Ist zu dieser Zeit etwas Einschneidendes in meinem Leben passiert?
- Was denke ich über mich und meinen Körper, wenn ich mich im Spiegel sehe?
- Was für einen Vorteil habe ich durch mein Problem? Was muss ich nicht mehr tun? Wobei helfen mir andere Menschen? Wer kümmert sich nun mehr um mich? Bekomme ich mehr Aufmerksamkeit?
- Wie würde ich mich fühlen, wenn ich jetzt komplett gesund wäre? Was würde sich in meinem Leben verändern, wenn ich jetzt gesund wäre? Kann ich das auch jetzt schon verändern?
- Wie sehr habe ich mich schon mit meinem Problem identifiziert? Wie sehr stelle ich mein Problem in den Vordergrund? Wer bin ich eigentlich ohne mein Problem?

Diese Fragen sind umso kraftvoller, wenn Sie sie schriftlich beantworten, denn dann kann sich Ihr Unterbewusstsein nicht so schnell verabschieden und Sie bekommen Antworten, die tief in Ihnen schlummern. Vielleicht verstehen Sie auf einer anderen Ebene, warum Ihnen noch nicht so viele Methoden geholfen haben und warum Sie vielleicht immer noch krank sind, obwohl Sie schon »alles« versucht haben.

Sie kennen sicherlich das Beispiel von dem Menschen, der eine Millionen Euro im Lotto gewinnt und nach zwei Jahren genauso wenig Geld hat wie vor dem Lottogewinn. Er hatte einfach nicht das »Mindset« eines Millionärs. Seine Gedanken und Gewohnheiten, sein ganzes System, waren es nicht gewohnt, so viel Geld zu haben. Und sein Unterbewusstsein stellte den Zustand von vorher wieder her, weil er nicht in das Millionärssein hineinwuchs. Würde also ein Mensch mit Lottogewinn sich direkt einen Coach besorgen, der ihm zeigen würde, wie ein Millionär denkt, fühlt und handelt und mit Geld umgeht, könnte er vermutlich sein Geld vermehren und ein Leben in Reichtum führen.

Ebenso ist es, wenn man schon lange krank ist. Man denkt, fühlt und lebt die Krankheit. Selbst wenn man DIE Operation bekommt und dann erst einmal alles gut ist, wird einem das System, das sich schon so an den Zustand gewöhnt hat (ob man ihn mochte oder nicht), wieder in den Ursprungszustand zurück manövrieren. Das habe ich schon oft beobachtet. Und auch hier ist es wichtig, dass man seine Gedanken, Gefühle und sein Handeln schon auf Gesundheit programmiert. Man muss gewissermaßen erst im Kopf gesund werden, bevor man tatsächlich gesund werden kann. Und dann braucht man auch die EINE Behandlungsmethode nicht. Denn wenn ein Mensch lernt zu denken, zu handeln und zu fühlen wie ein Millionär, dann wird er es früher oder später auch. Und genau das Gleiche gilt für die Gesundheit.

Das Geheimnis besteht darin, alle versteckten Muster, die Sie in Ihrem Problem halten, aufzudecken und zu transformieren. Wenn Sie wie ein gesunder Mensch leben, werden Ihre Energie und Ihr Körper Ihnen folgen. Das brauchen Sie auch nicht allein zu leisten – es ist sehr hilfreich, dafür einen Coach oder Berater an der Seite zu haben. Meine größten Transformationen habe ich mit eben solchen wundervollen Menschen an meiner Seite durchlebt. Manchmal kann man einfach seine eigenen Gedanken und Gewohnheiten nicht so gut sehen wie ein außenstehender Mensch.

Ein Problem mit dem Lymphsystem kann ein Hinweis darauf sein, dass Sie nicht Ihrem Herzensweg folgen, sondern ein Leben voller Masken und Unsicherheiten führen. Die eigenen Gedanken und Gefühle wahrzunehmen und danach zu leben, ist vielen Menschen aberzogen worden, ein geschwächtes Lymphsystem kann dies zum Ausdruck bringen. Es kann sein, dass die mangelnde Verbindung zu Ihrem Herzen und Ihren Gefühlen Sie verwirren und verletzlich machen. Sie haben keine Ahnung, welchen Weg Sie einschlagen sollen. Sie dürfen sich nun wieder auf Ihr Herz fokussieren, auf die Freude und auf die wahren Werte des Lebens, und sich nicht von materiellen Dingen ablenken lassen, um Ihren Weg zu finden.

Ein ausgeprägtes Ödem kann zeigen, dass Sie Schutz brauchen, weil sie Angst haben, mit Ihren Emotionen und beim Zeigen Ihres wahren Ichs verletzt zu werden. Sie dürfen nun Ihre angestauten und verdrängten Emotionen zum Ausdruck bringen. Sie dürfen nun lernen, sich selbst zu lieben und anzuerkennen, mit all dem, was Sie fühlen, und dies auch anderen Menschen mitzuteilen. Diese Erlaubnis, sich selbst zu zeigen, schenkt Ihnen gleichzeitig auch wieder mehr Freude und Energie zum Leben.

Ich hoffe sehr, Ihnen mit diesem Buch den einen oder anderen Anstoß für ein gesundes Leben gegeben zu haben. Ich wünsche Ihnen, dass Sie direkt ins Handeln kommen und etwas an Ihrem Lebensstil verändern, dass Sie einige der Tipps und Ideen integrieren und sich aufmachen, um Ihren Körper, Ihre Gedanken und Ihre Gefühlswelt auf Gesundheit zu programmieren – und dass Sie Ihren eigenen Weg finden. Danke, dass ich Sie ein Stück begleiten durfte, und falls Sie sich diese Begleitung weiterhin wünschen, werden Sie mich online und auch offline auf jeden Fall finden. Ich freue mich, von Ihnen zu hören.

Basenbildende Lebensmittel

Obst:

- Äpfel
- Ananas
- Aprikosen
- Avocados
- Bananen
- Birnen
- Clementinen
- Datteln
- Erdbeeren
- Feigen
- Grapefruits
- Heidelbeeren
- Himbeeren
- Honigmelonen
- Johannisbeeren (rot, weiß, schwarz)
- Kirschen (sauer, süß)
- Kiwis
- Limetten
- Mandarinen
- Mangos
- Mirabellen
- Nektarinen
- Oliven (grün, schwarz)
- Orangen
- Papayas
- Pfirsiche
- Pflaumen
- Preiselbeeren
- Quitten
- Reineclauden
- Stachelbeeren
- Sternfrüchte
- Trockenfrüchte
- Wassermelonen
- Weintrauben (weiß, rot)
- Zitronen
- Zwetschgen

Gemüse:

- Algen (z. B. Nori, Wakame, Chlorella, Spirulina)
- Artischocken
- Auberginen
- Bleichsellerie (Staudensellerie)
- Blumenkohl
- Bohnen, grün
- Brokkoli
- Chicorée
- Chinakohl
- Erbsen, frisch
- Fenchel
- Frühlingszwiebeln
- Grünkohl
- Gurken
- Karotten
- Kartoffeln
- Knoblauch
- Kohlrabi

- Kürbisarten
- Lauch (Porree)
- Mangold
- Navetten (weiße Rübchen)
- Okraschoten
- Paprika
- Pastinaken
- Petersilienwurzel
- Pilze
- Radieschen
- Rettich (weiß, schwarz)
- Romanesco
- Rosenkohl
- Rote Beete
- Rotkohl
- Schalotten
- Schwarzwurzel
- Spargel
- Spitzkohl (Zuckerhut)
- Sprossen und Keime
- Süßkartoffeln
- Tomaten (roh)
- Weißkohl
- Wirsing
- Zucchini
- Zwiebeln

Kräuter und Salate:

- Basilikum
- Bataviasalat
- Bohnenkraut
- Borretsch
- Brennnessel
- Brunnenkresse
- Chinakohl
- Chicorée
- Chilischoten
- Dill
- Eichblattsalat
- Eisbergsalat
- Endivien
- Feldsalat
- Fenchelsamen
- Friseesalat
- Gartenkresse
- Ingwer
- Kapern
- Kardamom
- Kerbel
- Koriander
- Kopfsalat
- Kresse
- Kreuzkümmel
- Kümmel
- Kurkuma (Gelbwurz)
- Lattich
- Liebstöckel
- Löwenzahn
- Lollo-Salate (biondo/rosso)
- Majoran
- Meerrettich
- Melde (spanischer Salat)
- Melisse
- Muskatnuss
- Nelken
- Oregano
- Petersilie
- Pfeffer (alle Arten)

- Pfefferminze
- Piment
- Rosmarin
- Rucola (Rauke)
- Safran
- Salbei
- Sauerampfer
- Schnittlauch
- Schwarzkümmel
- Sellerieblätter
- Thymian
- Vanille
- Wildpflanzen/Wildkräuter
- Ysop
- Zimt
- Zitronenmelisse
- Zuckerhut (bitterer Wintersalat)

Nüsse und Samen:

- Erdmandeln
- Mandeln
- Mandelmus
- Maroni (Esskastanien)

Basische Süßungsmittel:

- Xylit und Erythrit (in mäßigen Mengen)
- Stevia
- Selbst gemachter Dicksaft (aus Trockenfrüchten und Wasser)

Basische Getränke:

- Früchtesmoothies (selbst gemacht)
- Grüne Smoothies
- Kräutertees
- Proteinshake mit Lupinenprotein
- Wasser
- Wasser mit 1 TL Apfelessig
- Zitronenwasser (200 ml Wasser mit einer halben Zitrone)

Säurebildende Lebensmittel

Säurebildende Lebensmittel, die gut für den Körper sind:

- Bio-Getreide (z. B. Dinkel, Kamut oder Gerste in kleinen Mengen – etwa als Keimbrot oder in Sprossenform)
- Getreideprodukte wie Bulgur, Couscous, aber aus Dinkel, nicht aus Weizen
- Hafer und Haferflocken (in Bio-Qualität)
- Hirse und Vollkornreis (brauner Reis)
- Hülsenfrüchte (z. B. Kernbohnen, Linsen, Kichererbsen, getrocknete Erbsen etc.)
- Kakaopulver in hoher Qualität sowie selbst gemachte Schokolade
- Mais (z. B. Polenta, Mais-Pasta)
- Nüsse (z. B. Walnüsse, Haselnüsse, Macadamianüsse, Paranüsse, Cashewkerne, Kokosnuss reif (auch Kokosflocken))
- Ölsaaten (z. B. Leinsaat, Sesam, Hanfsaat, Sonnenblumenkerne, Kürbiskerne, Mohn, Chiasamen etc.)
- Pseudogetreide (z. B. Quinoa, Amaranth, Buchweizen)
- Tierische Produkte aus biologischer Landwirtschaft in überschaubaren Mengen (z. B. Bio-Eier oder Fisch aus Bio-Aquakultur)
- Tofu (nur Bio) und hochwertige fermentierte Bio-Sojaprodukte wie Miso und Tempeh
- Grüntee und Matcha
- Lupinenkaffee
- Hochwertige pflanzliche Drinks (Reisdrink, Haferdrink, Sojadrink – jeweils ohne Süßungsmittel, Aromen, Verdickungsmittel etc.)
- Trinkschokolade (selbst gemacht, z. B. aus Mandelmilch und Rohkost-Kakaopulver)

Säurebildende Lebensmittel, die schlecht für den Körper sind:

- Essig (Weinessig, Balsamico – Ausnahme: naturtrüber Apfelessig)
- Fertigprodukte aller Art (insbesondere solche aus konventioneller Erzeugung)
- Getreideprodukte aus Auszugsmehlen (Back- und Teigwaren wie Brot, Brötchen, Laugengebäck, Kuchen, Gebäck, süße Teilchen, Nudeln etc., manche Frühstückscerealien wie Cornflakes, Fertigmüslis, Crispies, Crunchys etc.)
- Glutenhaltige Produkte (z. B. Produkte aus Seitan wie vegetarische Würste, Aufschnitt und Bolognese)
- Ketchup
- Sauerkonserven
- Senf
- Sojaprodukte (wenn stark verarbeitet, insbesondere das texturierte Sojaprotein, das mit TVP abgekürzt wird und in getrockneter Form als Grundlage für Hackfleischersatz, Gulaschersatz u. Ä. angeboten wird)
- Speiseeis (auch Wasser-, Soja- und Joghurteis)
- Süßungsmittel wie Dicksäfte, aber auch Honig, wenn in großen Mengen als Süßungsmittel eingesetzt
- Zucker (sämtliche Produkte, die Haushaltszucker enthalten) – Kokosblütenzucker gilt als guter Säurebildner, wenn in kleinen Mengen verzehrt
- Eier aus konventioneller Landwirtschaft
- Fisch und Meeresfrüchte aus konventioneller Aquakultur oder aus belasteten Regionen
- Fleisch aus konventioneller Landwirtschaft, Fleischbrühe, Wurstwaren, Schinken
- Milchprodukte (Quark, Joghurt, Kefir, Molke und alle Käsesorten, auch von Schaf und Ziege; gerade auch alle fettarmen Milchprodukte)

Stichwortverzeichnis

Über die Autorin

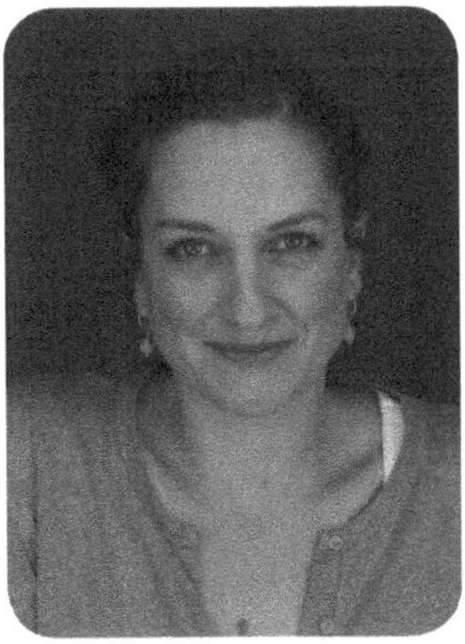

Lisa Mestars ist Expertin für ganzheitliche Gesundheit. Die gelernte Physiotherapeutin behandelt in ihrer eigenen Privatpraxis und ist seit 2010 auch Lymphtherapeutin. Um mehr Menschen ein gesünderes und glücklicheres Leben zu ermöglichen, startete sie 2017 den YouTube-Kanal und Podcast *Körperkunde*. Dort gibt sie, für jeden verständlich, Gesundheitswissen weiter. Ihr Video zur Lymphdrainage gehört zu den beliebtesten Beiträgen.

Danksagung

Ich bedanke mich bei Ihnen, meinen Leserinnen und Lesern, dass Sie mir zuhören und mir erlauben, einen Unterschied in Ihrem Leben zu machen! Schön, dass Sie den Weg zu diesem Buch gefunden haben.

Danke an all die Menschen, die mich auf meinem Weg bis hierher begleitet haben. Die mich unterstützt haben, den Mut zu fassen, mit meiner Idee von Gesundheit an die Öffentlichkeit zu gehen. Danke auch an alle Zweifler und diejenigen, die meine Vision nicht sehen oder glauben, dass es keinen Unterschied macht. Es spornt mich an, es euch einfach zu zeigen – denn selbst wenn dieses Buch nur einem einzigen Menschen hilft, hinterher gesünder und glücklicher zu leben, hat sich das Schreiben schon gelohnt!

Danke, lieber Marco, dass du mich in diesem Moment in meinem Leben begleitest und mein Weggefährte, größter Kritiker und liebevoller Seelengefährte bist.

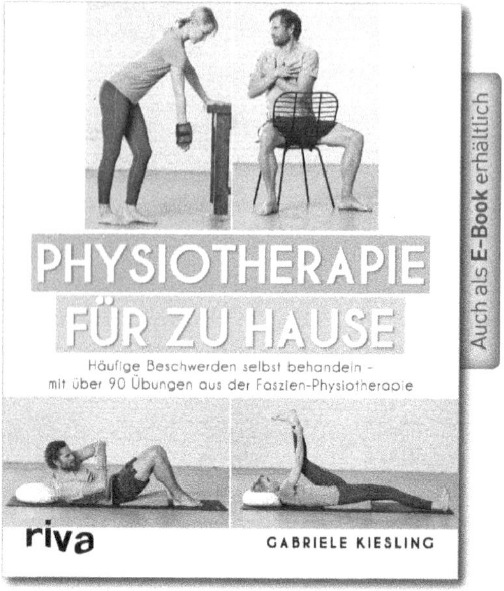

176 Seiten
19,99 € (D) | 20,90 € (A)
ISBN 978-3-7423-0615-9

Gabriele Kiesling

Physiotherapie für zu Hause

Häufige Beschwerden selbst behandeln – mit über 90 Übungen aus der Faszien-Physiotherapie

Leiden Sie unter Rücken- oder Kopfschmerzen? Machen Ihnen Nacken- oder Schulterverspannungen zu schaffen? Schränken Hüft- oder Knieprobleme Ihre Bewegung ein? Basierend auf neuesten Forschungsergebnissen hat Gabriele Kiesling ihre Methode der Faszien-Physiotherapie entwickelt, mit der Sie zu Ihrem eigenen Physiotherapeuten werden und all diese Beschwerden effektiv selbst behandeln können. Fundierte Informationen und praxiserprobte Selbsttests helfen Ihnen, Beschwerden richtig einzuordnen. Aus über 90 Übungen können Sie dann die richtigen Maßnahmen auswählen und gezielt anwenden – ob an Schulter oder Nacken, Wirbelsäule, Rumpf oder Becken, Hüfte, Knie oder Fuß. Die leicht in den Alltag integrierbaren Abfolgen sorgen für Schmerzentlastung, unterstützen Mobilisation, Dehnung, Kräftigung und Koordination und garantieren, dass Sie sich endlich wieder schmerzfrei bewegen können.

riva